よくわかる
一般用医薬品
第2版

編著 ドーモ

薬事日報社

目 次

序に代えて　一般用医薬品の理解のために ………………………………… 1

第1章　アドレナリン作動成分ってなんだ　　10

1　アドレナリンってなんだ ………………………………………………… 11
2　アドレナリン作動成分の働き …………………………………………… 13
　　1）交感神経系と副交感神経系　　13
　　2）ノルアドレナリンはどのようにして働いているのか　　16
3　アドレナリン作動成分が配合されている一般用医薬品 ……………… 17

第2章　抗コリン成分ってなんだ　　19

1　コリンってなんだ ………………………………………………………… 20
2　抗コリン成分の働き ……………………………………………………… 20
3　抗コリン成分が配合されている一般用医薬品 ………………………… 23
4　アセチルコリンに関連する有効成分 …………………………………… 25
　　1）コリン作動成分　　25
　　2）コリンエステラーゼ抑制成分　　26

第3章　局所麻酔成分ってなんだ　　28

1　局所麻酔成分ってなんだ ………………………………………………… 29
2　局所麻酔成分の働き ……………………………………………………… 29
3　局所麻酔成分が配合されている一般用医薬品 ………………………… 31

第4章　抗ヒスタミン成分ってなんだ　　33

1　ヒスタミンってなんだ …………………………………………………… 34
2　抗ヒスタミン成分の働き ………………………………………………… 36
3　抗ヒスタミン成分が配合されている一般用医薬品 …………………… 37
4　ヒスタミンに関連する有効成分 ………………………………………… 39
　　抗アレルギー成分　　39

iii

第5章　解熱鎮痛成分ってなんだ　43

1　解熱ってなんだ　鎮痛ってなんだ ･･････････････････････ 44
2　解熱鎮痛成分の働き ････････････････････････････････ 46
3　解熱鎮痛成分が配合されている一般用医薬品 ･･････････ 47
4　COX阻害作用に関連する有効成分 ････････････････････ 50
　　抗炎症成分　50

第6章　ステロイド成分ってなんだ　52

1　ステロイドってなんだ ･･････････････････････････････ 53
2　ステロイド成分の働き ･･････････････････････････････ 53
3　ステロイド成分が配合されている一般用医薬品 ････････ 55
4　その他の抗炎症成分 ････････････････････････････････ 60

第7章　鎮静成分ってなんだ　61

1　鎮静ってなんだ ････････････････････････････････････ 62
2　鎮静成分の働き ････････････････････････････････････ 62
3　鎮静成分が配合されている一般用医薬品 ･･･････････････ 64
4　覚醒成分が配合されている一般用医薬品 ････････････････ 65
5　その他の神経作用成分が配合されている一般用医薬品 ････ 66

第8章　鎮咳成分ってなんだ　67

1　咳ってなんだ ･･････････････････････････････････････ 69
2　鎮咳成分の働き ････････････････････････････････････ 70
3　鎮咳成分が配合されている一般用医薬品 ････････････････ 72
4　去痰成分が配合されている一般用医薬品 ････････････････ 73

第9章　強心成分ってなんだ　74

1　強心ってなんだ ……………………………………………………… 74
2　強心成分の働き …………………………………………………… 76
3　強心成分が配合されている一般用医薬品 ………………………… 77
4　減負荷成分が配合されている一般用医薬品 ……………………… 79
　　1）利尿成分　79
　　2）血管拡張成分　80

第10章　高コレステロール改善成分ってなんだ　81

1　コレステロールってなんだ ………………………………………… 81
2　コレステロールは、どんな悪さをするのか ……………………… 83
　　1）コレステロールとリポタンパク質　83
　　2）LDLとHDL、悪玉コレステロールと善玉コレステロール　84
3　高コレステロール改善成分の働き ………………………………… 85
4　高コレステロール改善成分が配合されている一般用医薬品 …… 87

第11章　抗凝血成分ってなんだ　89

1　凝血ってなんだ …………………………………………………… 89
2　抗凝血成分の働き ………………………………………………… 90
3　抗凝血成分が配合されている一般用医薬品 …………………… 92
4　凝血成分が配合されている一般用医薬品 ……………………… 92
5　血管強化成分が配合されている一般用医薬品 ………………… 92

第12章　酵素成分ってなんだ　94

1　酵素ってなんだ …………………………………………………… 95
2　酵素成分の働き …………………………………………………… 95
3　酵素成分が配合されている一般用医薬品 ……………………… 97
4　利胆成分が配合されている一般用医薬品 ……………………… 98
5　胃粘膜保護・修復成分が配合されている一般用医薬品 ………… 99

第13章　収斂成分ってなんだ　　　101

1　収斂ってなんだ ……………………………………………… 102
2　収斂成分の働き ……………………………………………… 102
3　収斂成分が配合されている一般用医薬品 ………………… 103

第14章　保水成分ってなんだ　　　104

1　保水ってなんだ ……………………………………………… 105
2　保水成分の働き ……………………………………………… 105
　　1）水分を吸着するということ　　106
　　2）浸透圧を形成するということ　　106
3　保水成分が配合されている一般用医薬品 ………………… 107

第15章　刺激成分ってなんだ　　　108

1　刺激ってなんだ ……………………………………………… 109
2　刺激成分の働き ……………………………………………… 109
3　刺激成分が配合されている一般用医薬品 ………………… 110

第16章　ホルモン成分ってなんだ　　　112

1　ホルモンってなんだ ………………………………………… 112
2　女性ホルモンの働き ………………………………………… 113
　　1）エストロゲンとプロゲステロン　　113
　　2）エストロゲンの作用メカニズム　　115
　　3）エストロゲンが不足する身体状態　　115
3　ホルモン成分が配合されている一般用医薬品 …………… 116

第17章　ミネラル成分ってなんだ　　117

1　ミネラルってなんだ　……………………………………………　117
2　ミネラルがもたらす薬効ってなんだ　…………………………　119
　　1）ナトリウム「Na」　119
　　2）カリウム「K」　120
　　3）マグネシウム「Mg」　121
　　4）カルシウム「Ca」　122
　　5）アルミニウム「Al」　123
　　6）鉄「Fe」　124
　　7）亜鉛「Zn」　124
　　8）銅「Cu」　124
　　9）コバルト「Co」　125
　　10）マンガン「Mn」　125
　　11）硫黄「S」　126
　　12）その他（アミノ酸成分）　127

第18章　ビタミン成分ってなんだ　　128

1　ビタミンってなんだ　……………………………………………　128
2　ビタミンがもたらす薬効ってなんだ　…………………………　129
　　1）ビタミンA「レチノール」　130
　　2）ビタミンD　「カルシフェロール」　130
　　3）ビタミンE　「トコフェロール」　131
　　4）ビタミンK　「フィトナジオン」　132
　　5）ビタミンC　「アスコルビン酸」　132
　　6）ビタミンB1　「チアミン」　133
　　7）ビタミンB2　「リボフラビン」　134
　　8）ナイアシン　（ビタミンB3）　135
　　9）パントテン酸　（ビタミンB5）　136
　　10）ビタミンB6「ピリドキシン、ピリドキサール」　137
　　11）ビオチン　（ビタミンB7）　137
　　12）葉酸　（ビタミンB9）　138
　　13）ビタミンB12　「コバラミン」　138
　　14）キャベジン　（ビタミンU）　139
　　15）その他　139

vii

第19章　殺菌消毒成分ってなんだ　　140

1　殺菌消毒ってなんだ …………………………………………… 141
　　1）消毒ってなんだ　142
　　2）殺菌と滅菌の違い　142
2　殺菌消毒成分が配合されている一般用医薬品 ……………… 143
3　抗菌・抗真菌作用を持つ一般用医薬品 ……………………… 145
　　1）抗菌成分が配合されている一般用医薬品　145
　　2）抗真菌成分が配合されている一般用医薬品　146
4　その他の成分 …………………………………………………… 148
　　1）駆虫成分が配合されている一般用医薬品　148
　　2）殺虫成分が配合されている一般用医薬品　149

第20章　生菌成分ってなんだ　　152

1　生菌ってなんだ ………………………………………………… 152
2　生菌成分の働き ………………………………………………… 154
3　生菌成分が配合されている一般用医薬品 …………………… 155

第21章　生薬成分ってなんだ　　156

1　生薬ってなんだ ………………………………………………… 156
2　生薬成分が配合されている一般用医薬品 …………………… 157

第22章　漢方処方製剤ってなんだ　　165

1　漢方ってなんだ ………………………………………………… 165
2　一般用医薬品として用いられる漢方処方製剤 ……………… 167

索引 …………………………………………………………………… 177

序に代えて　一般用医薬品の理解のために

　医薬品は、医療用医薬品と一般用医薬品の2つに大きく分類することができる。
　医療用医薬品とは、医師等が必要と判断した場合に使用されるもので、一般の生活者が購入を希望して入手できるようなものではない。一方、一般の生活者が希望して入手できる医薬品があり、これが一般用医薬品である。

　平成25（2013）年の薬事法改正により、「薬事法」という題名が「医薬品、医療機器等の品質、有効性及び安全性の確保等に関する法律」（略称：薬機法、医薬品医療機器法）に改められるとともに、要指導医薬品という医薬品区分が新たに設けられた。この要指導医薬品は、本来一般用医薬品に相当する医薬品でありながら、特定販売（いわゆる通信販売）に適さないとされるものである。しかし、毒薬・劇薬に該当するものを除き、概ね3年が経過すると一般用医薬品に区分変更される。
　つまり、要指導医薬品とは、一般の生活者が希望して入手できるようになって間もない医薬品であるため、その適正使用のために、薬剤師による特段の情報提供及び薬学的指導が必要とされる"一般用医薬品のようなもの"といえる。
　そこで、本書で一般用医薬品という場合、要指導医薬品を含むものとする。

　さて、一般の生活者とは、薬に関する専門知識を持ちあわせていない人のことである。そして、誤解の生じないように付け加えるならば、一般用医薬品は、一般の生活者が希望すれば、どれでも、いくらでも購入できるという性質のものではない。一般用医薬品を購入する際には、"薬の専門家"による関与が薬機法により定められているので、薬の専門家から治したい症状に適した医薬品を選べるように助言してもらえる一方で、薬物乱用を防止する観点から、正当な理由もなく大量購入することができないようになっている。
　このような一般用医薬品の販売に関与する"薬の専門家"とは、薬剤師と登録販売者のことをいう。薬剤師は医薬品の専門家として古くからある資格であるが、登録販売者は、一般用医薬品のうち第二類医薬品と第三類医薬品に限って販売従事できる資格であるといえる。
　登録販売者には、当然ながら、一般用医薬品に関する専門知識の習得が求められており、その資格を取得するためには、主な有効成分を理解しておく必要がある。
　登録販売者試験の出題範囲については、厚生労働省が公表している"手引き"を見れば分かるが、この厚生労働省の手引きでは、次のような章立てにより医薬品の解説を行っている。

＜厚生労働省の手引きにおける有効成分の章立て＞

薬効群（大分類）	薬効群	有効成分
Ⅰ　精神神経に作用する薬	1　かぜ薬	解熱鎮痛成分、抗ヒスタミン成分、抗コリン成分、アドレナリン作動成分、鎮咳成分、去痰成分、抗炎症成分、漢方処方成分、鎮静成分、制酸成分、カフェイン類、ビタミン成分、生薬成分
	2　解熱鎮痛薬	解熱鎮痛成分、生薬成分、鎮静成分、制酸成分、骨格筋の緊張を鎮める成分、カフェイン類、ビタミン成分、漢方処方製剤
	3　眠気を促す薬	抗ヒスタミン成分、鎮静成分、生薬成分、漢方処方製剤
	4　眠気を防ぐ薬	カフェイン類、ビタミン成分
	5　鎮暈薬（乗物酔い防止薬）	抗めまい成分、抗ヒスタミン成分、抗コリン成分、鎮静成分、キサンチン系成分、局所麻酔成分、ビタミン成分
	6　小児鎮静薬	生薬成分、漢方処方製剤
Ⅱ　呼吸器官に作用する薬	1　鎮咳去痰薬	鎮咳成分、気管支拡張成分、去痰成分、抗炎症成分、抗ヒスタミン成分、殺菌消毒成分、生薬成分、漢方処方製剤
	2　口腔咽喉薬、うがい薬	抗炎症成分、殺菌消毒成分、局所保護成分、抗ヒスタミン成分、生薬成分、漢方処方製剤
Ⅲ　胃腸に作用する薬	1　胃の薬（制酸薬、健胃薬、消化薬）	制酸成分、健胃成分、消化成分、胃粘膜保護・修復成分、抗炎症成分、消泡成分、胃液分泌抑制成分、漢方処方製剤
	2　腸の薬（整腸薬、止瀉薬、瀉下薬）	整腸成分、止瀉成分（収斂成分、ロペラミド、腸内殺菌成分、吸着成分）、瀉下成分（小腸刺激性瀉下成分、大腸刺激性瀉下成分、無機塩類、膨潤性瀉下成分、DSS、マルツエキス）、漢方処方製剤
	3　胃腸鎮痛鎮痙薬	抗コリン成分、パパベリン、局所麻酔成分、生薬成分
	4　浣腸薬／駆虫薬	浣腸成分／駆虫成分
Ⅳ　心臓などの器官や血液に作用する薬	1　強心薬	強心成分、生薬成分、漢方処方製剤
	2　高コレステロール改善薬	高コレステロール改善成分、ビタミン成分
	3　貧血用薬	鉄分、鉄以外の金属成分、ビタミン成分

		4　その他の循環器用薬	生薬成分、生薬成分以外の成分、漢方処方製剤
Ⅴ	排泄に関わる部位に作用する薬	1　痔の薬	局所麻酔成分、鎮痒成分（抗ヒスタミン成分、局所刺激成分）、抗炎症成分、組織修復成分、止血成分（アドレナリン作動成分、収斂保護止血成分）、殺菌消毒成分、生薬成分、ビタミン成分、漢方処方製剤
		2　その他の泌尿器用薬	尿路消毒成分、利尿成分、漢方処方製剤
Ⅵ	婦人薬		女性ホルモン成分、生薬成分、ビタミン成分、漢方処方製剤
Ⅶ	内服アレルギー用薬（鼻炎用内服薬を含む）		抗ヒスタミン成分、抗炎症成分、アドレナリン作動成分、抗コリン成分、ビタミン成分、生薬成分、漢方処方製剤
Ⅷ	鼻に用いる薬（鼻炎用点鼻薬）		アドレナリン作動成分、抗ヒスタミン成分、抗アレルギー成分、局所麻酔成分、殺菌消毒成分、抗炎症成分
Ⅸ	眼科用薬		アドレナリン作動成分、抗炎症成分、組織修復成分、収斂成分、目の乾きを改善する成分、抗ヒスタミン成分、抗アレルギー成分、抗菌成分、無機塩類、ビタミン成分、アミノ酸成分
Ⅹ	皮膚に用いる薬	1　きず口等の殺菌消毒成分	殺菌消毒成分
		2　痒み、腫れ、痛み等を抑える配合成分	ステロイド性抗炎症成分、非ステロイド性抗炎症成分、その他の抗炎症成分、局所麻酔成分、抗ヒスタミン成分、局所刺激成分、収斂・皮膚保護成分、組織修復成分、血管収縮成分、血行促進成分、漢方処方製剤、生薬成分
		3　肌の角質化、かさつき等を改善する配合成分	角質軟化成分、保湿成分
		4　抗菌作用を有する配合成分	抗菌成分
		5　抗真菌作用を有する配合成分	抗真菌成分
		6　頭皮・毛髪に作用する配合成分	カルプロニウム、エストラジオール、生薬成分
ⅩⅠ	歯や口中に用いる薬	1　歯痛・歯槽膿漏薬	局所麻酔成分、冷感刺激成分、殺菌消毒成分、生薬成分、抗炎症成分、止血成分、組織修復成分、生薬成分、ビタミン成分
		2　口内炎用薬	抗炎症成分、組織修復成分、殺菌消毒成分、生薬成分、漢方処方製剤
ⅩⅡ	禁煙補助剤		ニコチン

XⅢ 滋養強壮保健薬		ビタミン成分、カルシウム成分、アミノ酸成分、生薬成分、漢方処方製剤
XⅣ 漢方処方製・生薬製剤	1 漢方処方製剤	
	2 生薬製剤	生薬成分
XⅤ 公衆衛生用薬	1 消毒薬	殺菌消毒成分
	2 殺虫剤・忌避剤	殺虫成分、殺虫補助成分、忌避成分
XⅥ 一般用検査薬	1 尿糖・尿タンパク検査薬	尿糖の検出、尿タンパクの検出
	2 妊娠検査薬	尿中 hCG の検出

　したがって、上表のような薬効群の分類にしたがって有効成分の勉強を行うことは、もっとも一般的といえよう。しかし、薬の勉強を始めたばかりの初学者にとっては、理解しやすいとはいえない面がある。例えば、「アドレナリン作動成分」について見て欲しい。あちらの薬効群（かぜ薬、内服アレルギー用薬、鼻炎用内服薬）に載せられているかと思えば、こちらの薬効群（痔の薬）にも顔を出している。また、鎮咳去痰薬の薬効群に掲載される「気管支拡張成分」とは、多くの場合、実は「アドレナリン作動成分」のことをさしている。

　このように、薬効群ごとに細切れとなった解説が、一般用医薬品の理解を難しくする原因の一つともなっているのである。そこで、本書では、薬効群ごとではなく、有効成分ごとに解説することとし、次のような章立てで構成している。

<本書の有効成分の章立て>

章立て	有効成分の分類	有効成分の名称
1 アドレナリン作動成分	アドレナリン作動成分	エフェドリン塩酸塩、メチルエフェドリン塩酸塩、メチルエフェドリンサッカリン塩、プソイドエフェドリン塩酸塩、トリメトキノール塩酸塩、メトキシフェナミン塩酸塩、テトラヒドロゾリン塩酸塩、ナファゾリン塩酸塩、ナファゾリン硝酸塩、フェニレフリン塩酸塩
2 抗コリン成分	抗コリン成分	ベラドンナ総アルカロイド、ヨウ化イソプロパミド、スコポラミン臭化水素酸塩水和物、メチルベナクチジウム臭化物、ブチルスコポラミン臭化物、メチルオクタトロピン臭化物、ジサイクロミン塩酸塩、オキシフェンサイクリミン塩酸塩、チキジウム臭化物
	コリン作動成分	カルプロニウム塩化物

序に代えて　一般用医薬品の理解のために

	コリンエステラーゼ抑制成分	ネオスチグミンメチル硫酸塩 ジクロルボス、ダイアジノン、フェニトロチオン、フェンチオン、トリクロルホン、クロルピリホスメチル、プロペタンホス、プロポクスル、メトキサジアゾン
3　局所麻酔成分		アミノ安息香酸エチル、オキセサゼイン、ジブカイン塩酸塩、プロカイン塩酸塩、リドカイン、リドカイン塩酸塩、テシットデシチン、テーカイン
4　抗ヒスタミン成分	抗ヒスタミン成分	クロルフェニラミンマレイン酸塩、カルビノキサミンマレイン酸塩、メキタジン、クレマスチンフマル酸塩、ジフェンヒドラミン、ジフェンヒドラミン塩酸塩、ジフェンヒドラミンサリチル酸塩、ジメンヒドリナート（ジフェンヒドラミンテオクル酸塩）、メクリジン塩酸塩、プロメタジンテオクル酸塩、ジフェニルイミダゾール、イソチペンジル塩酸塩、ジフェニルピラリン塩酸塩、ジフェニルピラリンテオクル酸塩、トリプロリジン塩酸塩、アゼラスチン、エメダスチン、ケトチフェン
	抗アレルギー成分	クロモグリク酸ナトリウム
5　解熱鎮痛成分	解熱鎮痛成分	アスピリン、サリチルアミド、サザピリン、エテンザミド、アセトアミノフェン、イブプロフェン、イソプロピルアンチピリン、サリチル酸メチル、サリチル酸グリコール、インドメタシン、ケトプロフェン、フェルビナク、ピロキシカム、ジクロフェナクナトリウム
	抗炎症成分	ブフェキサマク、ウフェナマート
6　ステロイド成分	ステロイド成分	ヒドロコルチゾン、ヒドロコルチゾン酢酸エステル、ヒドロコルチゾン酪酸エステル、プレドニゾロン酢酸エステル、プレドニゾロン吉草酸エステル酢酸エステル、デキサメタゾン
	その他の抗炎症成分	グリチルリチン酸、グリチルリチン酸二カリウム、グリチルリチン酸ナトリウム、グリチルリチン酸モノアンモニウム、グリチルレチン酸、トラネキサム酸、ベルベリン硫酸塩、イプシロン-アミノカプロン酸、プラノプロフェン
7　鎮静成分	鎮静成分	ブロモバレリル尿素、アリルイソプロピルアセチル尿素
	覚醒成分	カフェイン、クエン酸カフェイン、無水カフェイン、安息香酸ナトリウムカフェイン、
	その他の神経作用成分	ジプロフィリン、ジフェニドール塩酸塩、メトカルバモール

8　鎮咳成分	末梢性鎮咳成分	メチルエフェドリン塩酸塩、メチルエフェドリンサッカリン塩、トリメトキノール塩酸塩、メトキシフェナミン塩酸塩
	中枢性鎮咳成分	コデインリン酸塩、ジヒドロコデインリン酸塩、デキストロメトルファン臭化水素酸塩、デキストロメトルファンフェノールフタリン塩、ノスカピン、ノスカピン塩酸塩、チペピジンヒベンズ酸塩、チペピジンクエン酸塩、ジメモルファンリン酸塩、クロペラスチン塩酸塩、クロペラスチンフェンジゾ酸塩
	去痰成分	グアイフェネシン、グアヤコールスルホン酸カリウム、クレゾールスルホン酸カリウム、ブロムヘキシン塩酸塩、エチルシステイン塩酸塩、メチルシステイン塩酸塩、カルボシステイン
9　強心成分	強心成分	センソ、ジャコウ、ゴオウ、ロクジョウ、ユビデカレノン（コエンザイム Q10）
	減負荷成分	苓桂朮甘湯（りょうけいじゅつかんとう）、ヘプロニカート、イノシトールヘキサニコチネート
10　高コレステロール改善成分		大豆油不鹸化物（ソイステロール）、リノール酸、ポリエンホスファチジルコリン、パンテチン
11　抗凝血成分	抗凝血成分	ヘパリン類似物質、ポリエチレンスルホン酸ナトリウム
	凝血成分	フィトナジオン（ビタミン K1）
	血管強化成分	カルバゾクロム
12　酵素成分	酵素成分	ジアスターゼ、プロザイム、リパーゼ、セルラーゼ、ビオヂアスターゼ、タカヂアスターゼ、ニューラーゼ、リゾチーム塩酸塩、セミアルカリプロティナーゼ、ブロメライン
	利胆成分	デヒドロコール酸、ウルソデオキシコール酸、胆汁末
	胃粘膜保護・修復成分	セトラキサート塩酸塩、アズレンスルホン酸ナトリウム（水溶性アズレン）、トロキシピド、銅クロロフィリンカリウム、銅クロロフィリンナトリウム、ゲファルナート、ソファルコン、テプレノン、メチルメチオニンスルホニウムクロライド、アルジオキサ、スクラルファート
13　収斂成分		次没食子酸ビスマス、次硝酸ビスマス、タンニン酸アルブミン、タンニン酸、酸化亜鉛、硫酸アルミニウムカリウム、卵黄油、ピロキシリン（ニトロセルロース）、硫酸亜鉛水和物

序に代えて　一般用医薬品の理解のために

14　保水成分		カルメロースナトリウム（カルボキシメチルセルロースナトリウム）、カルメロースカルシウム（カルボキシメチルセルロースカルシウム）、ジオクチルソジウムスルホサクシネート（DSS）グリセリン、ソルビトール、コンドロイチン硫酸ナトリウム、ヒドロキシプロピルメチルセルロース、ポリビニルアルコール、尿素、白色ワセリン
15　刺激成分		ヒマシ油、センノシド、カサントラノール、ビサコジル、ピコスルファートナトリウム、クロタミトン、カプサイシン、ノニル酸ワニリルアミド、ニコチン酸ベンジルエステル、カンフル、ハッカ油、ユーカリ油、メントール
16　ホルモン成分		エチニルエストラジオール、エストラジオール、エストラジオール安息香酸エステル
17　ミネラル成分	ナトリウム	炭酸水素ナトリウム（重曹）、硫酸ナトリウム、塩化ナトリウム、リン酸水素ナトリウム
	カリウム	塩化カリウム、リン酸二水素カリウム
	マグネシウム	酸化マグネシウム、ケイ酸マグネシウム、炭酸マグネシウム、水酸化マグネシウム、硫酸マグネシウム
	カルシウム	炭酸カルシウム、沈降炭酸カルシウム、ボレイ（牡蛎）、乳酸カルシウム、リン酸水素カルシウム、塩化カルシウム、クエン酸カルシウム、グルコン酸カルシウム
	アルミニウム	ケイ酸アルミニウム、天然ケイ酸アルミニウム、水酸化アルミニウムゲル、乾燥水酸化アルミニウムゲル、ジヒドロキシアルミニウムモノアセテート、ヒドロキシナフトエ酸アルミニウム
	アルミニウムとマグネシウム	合成ヒドロタルサイト、メタケイ酸アルミン酸マグネシウム
	鉄	フマル酸第一鉄、溶性ピロリン酸第二鉄、可溶性含糖酸化鉄、クエン酸鉄アンモニウム
	亜鉛	酸化亜鉛、硫酸亜鉛水和物
	銅	硫酸銅
	コバルト	硫酸コバルト
	マンガン	硫酸マンガン
	硫黄	イオウ
	その他（アミノ酸成分）	アスパラギン酸カリウム、アスパラギン酸マグネシウム、アスパラギン酸ナトリウム、システイン、システイン塩酸塩

18　ビタミン成分	ビタミンA	レチノール酢酸エステル、レチノールパルミチン酸エステル、ビタミンA油、肝油
	ビタミンD	エルゴカルシフェロール、コレカルシフェロール
	ビタミンE	トコフェロール、トコフェロール酢酸エステル、トコフェロールコハク酸エステル、トコフェロールコハク酸エステルカルシウム
	ビタミンK	フィトナジオン（ビタミンK1）
	ビタミンC	アスコルビン酸、アスコルビン酸ナトリウム、アスコルビン酸カルシウム
	ビタミンB1	チアミン塩化物塩酸塩、チアミン硝化物、フルスルチアミン塩酸塩、チアミンジスルフィド、ベンフォチアミン、ビスイブチアミン、ビスベンチアミン、ビスチアミン硝酸塩、ジセチアミン塩酸塩、ジベンゾイルチアミン
	ビタミンB2	リボフラビン、リボフラビン酪酸エステル、リボフラビンリン酸エステルナトリウム、フラビンアデニンジヌクレオチドナトリウム
	ナイアシン（ビタミンB3）	ニコチン酸、ニコチン酸アミド、ニコチン酸ベンジルエステル
	パントテン酸（ビタミンB5）	パンテノール、パントテン酸カルシウム
	ビタミンB6	ピリドキシン塩酸塩、ピリドキサールリン酸エステル
	ビオチン（ビタミンB7）	ビオチン
	葉酸（ビタミンB9）	葉酸
	ビタミンB12	シアノコバラミン、ヒドロキソコバラミン塩酸塩
	キャベジン（ビタミンU）	メチルメチオニンスルホニウムクロライド
	その他	アミノエチルスルホン酸（タウリン）

序に代えて　一般用医薬品の理解のために

19　殺菌消毒成分	殺菌消毒成分	アクリノール、オキシドール（過酸化水素水）、マーキュロクロム、セチルピリジニウム塩化物、ベンゼトニウム塩化物、ベンザルコニウム塩化物、デカリニウム塩化物、クロルヘキシジングルコン酸塩、クロルヘキシジン塩酸塩、フェノール、歯科用フェノールカンフル、イソプロピルメチルフェノール、レゾルシン、チモール、オイゲノール、木クレオソート、クレゾール石鹸液、ポリアルキルポリアミノエチルグリシン塩酸塩、ポリオキシエチレンアルキルフェニルエーテル、ポビドンヨード、ヨウ化カリウム、ヨウ素、エタノール、イソプロパノール、次亜塩素酸ナトリウム、サラシ粉、ジクロルイソシアヌル酸ナトリウム、トリクロルイソシアヌル酸
	抗菌成分	ベルベリン塩化物、タンニン酸ベルベリン、スルファメトキサゾール、スルファメトキサゾールナトリウム、スルファジアジン、ホモスルファミン、スルフイソキサゾール、バシトラシン、硫酸フラジオマイシン、クロラムフェニコール、ホウ酸
	抗真菌成分	オキシコナゾール硝酸塩、ネチコナゾール塩酸塩、ビホナゾール、スルコナゾール硝酸塩、エコナゾール硝酸塩、クロトリマゾール、ミコナゾール硝酸塩、チオコナゾール、アモロルフィン塩酸塩、ブテナフィン塩酸塩、テルビナフィン塩酸塩、シクロピロクスオラミン、ウンデシレン酸、ウンデシレン酸亜鉛、ピロールニトリン
	駆虫成分	サントニン、カイニン酸、ピペラジンリン酸塩、パモ酸ピルビニウム
	殺虫成分忌避成分	ジクロルボス、ダイアジノン、フェニトロチオン、フェンチオン、トリクロルホン、クロルピリホスメチル、プロペタンホス、ペルメトリン、フタルスリン、フェノトリン、プロポクスル、メトキサジアゾン、オルトジクロロベンゼン、メトプレン、ピリプロキシフェン、ジフルベンズロン、ディート
20　生菌成分		ビフィズス菌、アシドフィルス菌、ラクトミン、乳酸菌、酪酸菌
21　生薬成分		略 ― 本文参照
22　漢方処方製剤		略 ― 本文参照

第1章 アドレナリン作動成分ってなんだ

アドレナリン作動成分

- エフェドリン塩酸塩
- メチルエフェドリンサッカリン塩
- プソイドエフェドリン塩酸塩
- メチルエフェドリン塩酸塩
- ナファゾリン塩酸塩
- メトキシフェナミン塩酸塩
- ナファゾリン硝酸塩
- トリメトキノール塩酸塩
- フェニレフリン塩酸塩
- テトラヒドロゾリン塩酸塩

アドレナリン作動成分の配合されている一般用医薬品の例

分類	製品例
かぜ薬	コルゲンコーワIB錠、ベンザブロックL錠　等
鎮咳去痰薬	セキナース、エスエスブロン液Z　等
内服アレルギー用薬	ダンリッチEX錠剤、アスゲン鼻炎カプセルS　等
鼻炎用点鼻薬	カイゲン点鼻薬、エスタック鼻炎スプレー　等
眼科用薬	アイブルーピュア、サンテザイオン　等
外皮痔疾用薬	プリザエース、エスジールA軟膏　等
外皮用薬	オロナイン軟膏、キズアワワ　等

1 アドレナリンってなんだ

　アドレナリンって何だろう。普段は温厚な人たちでも、草野球の試合になると、いつになく興奮し、闘争意識をむきだしにして激しいファイトを展開することがある。そんな時、人の体内では、副腎という臓器の髄質部分からアドレナリンやノルアドレナリンという**ホルモン**が分泌されているのだ。

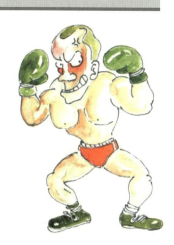

　アドレナリンやノルアドレナリンは、気管を拡張して、身体により多くの酸素を取り入れるようにし、また、血管を収縮して血圧を上昇させ、さらには、心臓を激しく動かして、体中に大量の酸素を送り込めるようにしている。このように、身体を戦う状態に作り変える命令を、気管や血管、心臓などに伝えているのだ。

　ノルアドレナリンについては、実は、神経からも分泌されている。こちらは、ホルモンではなく、**神経伝達物質**と呼ばれている。副腎から分泌されたアドレナリンやノルアドレナリンは、ホルモンに分類されるが、一方、神経細胞から分泌されたノルアドレナリンは、神経伝達物質に分類されている。いってみれば、ホルモンは"絨毯爆撃"のように全身に散らばる細胞を標的とし、一方で、神経伝達物質は"ピンポイント攻撃"で標的細胞にシグナルを伝達するのだ。

　交感神経系という神経系が興奮すると、ノルアドレナリンが神経細胞から気管、血管、心臓などに向けて放出され、ホルモンのアドレナリンやノルアドレナリンと同様に、気管拡張、血管収縮、そして心臓の拍出力・心拍数を増強させる。

　ホルモンのアドレナリンやノルアドレナリンは、血液によって運ばれるため、その効果の発現に、数分程度の時間がかかる。河川敷グラウンドでスパイクを履き、揃いのユニホームを着ると、だんだん力がみなぎってくるのは、ホルモンのアドレナリンやノルアドレナリンのもたらす作用ともいえるのだ。

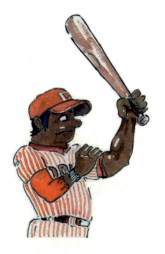

　一方、神経伝達物質のノルアドレナリンは、神経から気管、血管、心臓などの効果器に向けて、直接吹き付けられるものであるから、瞬時に身体を戦闘状態に作り変えることができる。相手チームの投手にビーンボール（危険球）を投げられて、カッと頭に血が上り、心臓がバクバク鼓動を始めるのは、神経伝達物質のノルアドレナリンによって引き起こされる現象なのだ。ビーンボールの後に、ホームランで"おかえし"できることがあるのは、このノルアドレナリンのおかげで、身体の戦闘力が大幅にアップしたせいとも考えられる。

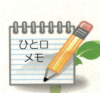

ホルモンって？

細胞間の情報伝達物質の一つ。ホルモンは、体内の一部の細胞・組織で産生・分泌され、血流等により全身に運ばれる。そして、遠くの細胞・組織で生理作用を発現することができる。

アドレナリンやノルアドレナリンは、戦闘に適した身体状態をつくりだす。また、インスリンは血糖値を下げる作用を、一方、グルカゴンは、血糖値を上げる作用をもつ。甲状腺ホルモンは、身体を興奮状態にするホルモンで、アルドステロン、糖質コルチコイド、アンドロゲンは、いずれも、「副腎皮質ホルモン」に区分されるホルモンである。この他にもさまざまなホルモンが存在する。

神経伝達物質って？

細胞間の情報伝達物質の一つ。神経伝達物質は、神経細胞と神経細胞、神経細胞と効果器（気管、血管、心臓等）間で情報を伝達する働きを行う。神経細胞の興奮刺激が神経終末（神経の末端部のこと）に到達すると、神経伝達物質が放出され、近接する神経細胞の受容体に結合することにより、次の神経細胞に興奮を伝播させる。あるいは、近接する効果器の受容体に結合することによって、効果器に収縮や弛緩等の「反応」を生じさせることができる。

神経伝達物質には、ノルアドレナリンのほか、アセチルコリン、ドーパミン、セロトニン等が存在する。

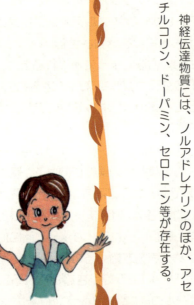

2　アドレナリン作動成分の働き

さて、このようにアドレナリンやノルアドレナリンは人の体内で産生される物質だが、これらと同じような化学構造をもった有効成分がある。この有効成分は、当然、アドレナリンやノルアドレナリンと同じような作用をもたらすことができるため、アドレナリン作動成分とよばれている。

つまり、アドレナリン作動成分は、実際に身体の中でアドレナリンやノルアドレナリンが分泌されていなくても、効果器（気管、血管、心臓等）のアドレナリン受容体と結合して、体内でアドレナリンやノルアドレナリンが分泌した時と同様のアドレナリン作用をもたらすのだ。

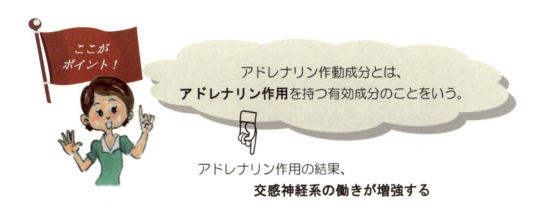

このアドレナリン作動成分は、実は、われわれが常用している一般用医薬品のかぜ薬、鎮咳去痰薬、外用痔疾用薬、内服アレルギー用薬、鼻炎用点鼻薬、眼科用薬、外皮用薬に配合されている。では、具体的に、一体、**アドレナリン作動成分**のどのような働きを期待して、これらの医薬品に配合されているのだろう。

1）　交感神経系と副交感神経系

人は、緊急事態に直面して緊張する時もあれば、のんびりしたひとときを過ごす時もある。激しくスポーツをする時もあれば、ベッドにねころがってマンガを読んでいる時もある。このような、それぞれの環境に適応した身体状態をつくりだす役割を果たしているのが、**自律神経系**と呼ばれる神経系だ。そして、自律神経系は、**交感神経系**と副交感神経系の2つの神経系から構成されている。この2つの神経系、それぞれどんな働きをしているのか、比べてみると次のとおりだ。

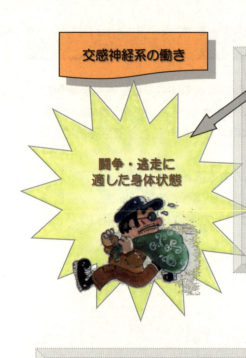

交感神経系の働き

<交感神経系の作り出す身体状態>

◆ 瞳孔散大　　　⇒⇒⇒　物が明瞭に見える
◆ 心拍数増加　　⇒⇒⇒　酸素を多く運搬できる
◆ 血圧上昇　　　⇒⇒⇒　酸素を多く運搬できる
◆ 気管拡張　　　⇒⇒⇒　空気を多く取り込める
◆ 腸管運動低下　⇒⇒⇒　酸素需要を減らせる
◆ 排尿抑制　　　⇒⇒⇒　尿意が止まる

闘争・逃走に適した身体状態

副交感神経系の働き

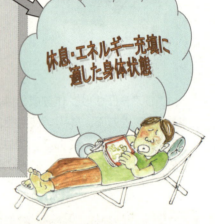

<副交感神経系の作り出す身体状態>

◆ 瞳孔収縮　　　⇒　視覚による刺激が減少する
◆ 心拍数減少　　⇒　心臓にかかる負担が減少する
◆ 血圧低下　　　⇒　血管にかかる負荷が減少する
◆ 気管収縮　　　⇒　呼吸が穏やかになる
◆ 胃液分泌亢進　⇒　食物の消化が活発になる
◆ 腸管運動亢進　⇒　食物の消化・吸収が活発になる
◆ 排尿促進　　　⇒　尿意を催す

休息・エネルギー充填に適した身体状態

　つまり、交感神経系は、身体能力を一時的にアップさせ、敵と闘争したり、敵から逃走したりするのに適した身体状態を作り出す働きをしている。一方、副交感神経系は、静かに、のんびり休息を取ったりする時の身体状態を作り出すための神経系だ。この２つを対比しながら理解すると、覚えやすいだろう。なお、副交感神経系については、第２章で説明しよう。

第1章　アドレナリン作動成分ってなんだ

交感神経系ってこんな神経系

　交感神経系は、自律神経系の1つで、血圧や心拍数の増加、骨格筋への血液供給量の増強など、身体を興奮状態に誘導する役割を担う。胸髄や腰髄といったところを起点として、節前神経細胞（神経節を隔て、胸髄・腰髄側の神経細胞のこと）と節後神経細胞（神経節を隔て、効果器側の神経細胞のこと）を経て、効果器と連絡する神経系である。交感神経系の節前神経細胞と節後神経細胞との間はアセチルコリンが情報伝達の役割を担い、節後神経細胞と効果器とのはノルアドレナリンが情報伝達の役割を担っている。

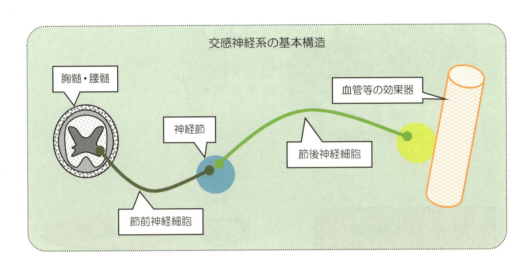

交感神経系の基本構造

ひと口メモ　自律神経系って？

　神経系には、自律神経系と体性神経系がある。このうち、自律神経系は、交感神経系と副交感神経系の二つに分けられ、血管の収縮・拡張のほか、心拍数等の調節を行っている。一方、体性神経系は、外部の情報を中枢に伝える知覚神経と、中枢の情報を筋肉等に伝える運動神経に分類される。
（右図参照）

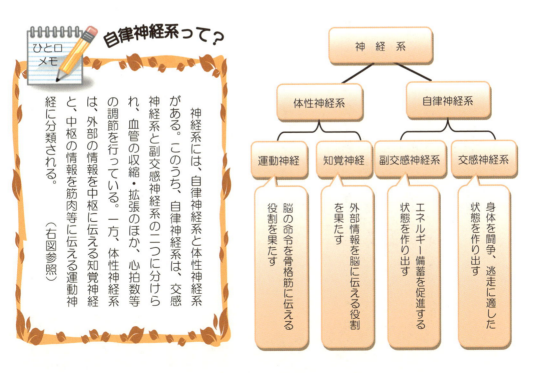

15

2) ノルアドレナリンはどのようにして働いているのか

神経伝達物質ノルアドレナリンは、交感神経系の節後神経細胞から放出される。ノルアドレナリンが血管や気管などの効果器（神経伝達物質の作用を受ける臓器・器官）の**アドレナリン受容体**に結合することによって、アドレナリン作用が発現する。

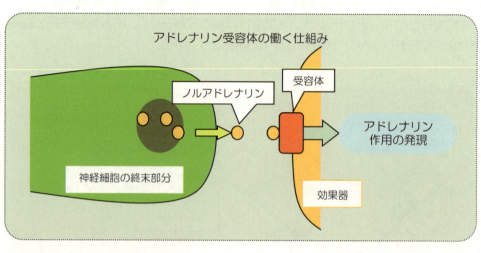

アドレナリン受容体

細胞間の伝達物質（神経伝達物質やホルモン等）の多くは、受容体を介して、情報の伝達を行っている。つまり、受容体は、標的となる臓器・器官にある「玄関口」ともいえる。アドレナリン受容体というのは、アドレナリンやノルアドレナリンが結合する受容体のことで、右のように、その発現する作用によって、いくつかのサブタイプに分けられる。

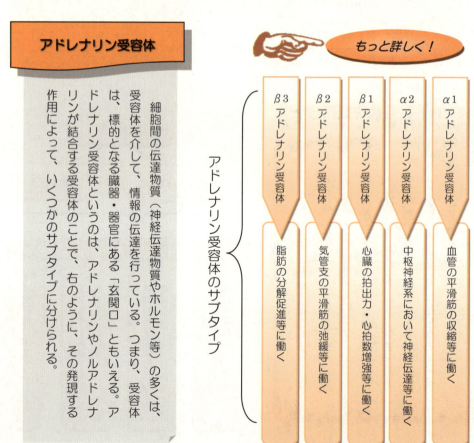

アドレナリン受容体のサブタイプ

- α1アドレナリン受容体：血管の平滑筋の収縮等に働く
- α2アドレナリン受容体：中枢神経系において神経伝達等に働く
- β1アドレナリン受容体：心臓の拍出力・心拍数増強等に働く
- β2アドレナリン受容体：気管支の平滑筋の弛緩等に働く
- β3アドレナリン受容体：脂肪の分解促進等に働く

第1章　アドレナリン作動成分ってなんだ

では、アドレナリン受容体をもつ効果器にはどのようなものがあり、そこでどのような反応が現れるのだろうか。下の図をご覧いただこう。

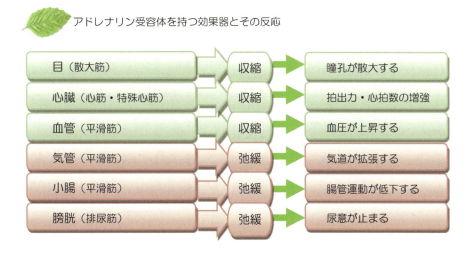

アドレナリン受容体を持つ効果器とその反応

3　アドレナリン作動成分が配合されている一般用医薬品

以上のように、アドレナリン作動成分によって血管収縮作用や気管支拡張作用などを得ることができる。そのような作用を利用することを目的として、アドレナリン作動成分は、次のような一般用医薬品に配合されている。

＜アドレナリン作動成分の配合される薬効群＞

アドレナリン作動成分	作用の種類	薬効	配合される主な薬効群
エフェドリン塩酸塩	血管収縮	止血	外用痔疾用薬
		充血緩和	眼科用薬
メチルエフェドリン塩酸塩	血管収縮	充血緩和	かぜ薬、内服アレルギー用薬
		止血	外用痔疾用薬
	気管拡張	鎮咳	かぜ薬 鎮咳去痰薬
メチルエフェドリンサッカリン塩	血管収縮	充血緩和	かぜ薬
	気管拡張	鎮咳	かぜ薬 鎮咳去痰薬

17

プソイドエフェドリン塩酸塩	血管収縮	充血緩和	かぜ薬 内服アレルギー用薬
	気管拡張	鎮咳	かぜ薬
トリメトキノール塩酸塩	気管拡張	鎮咳	鎮咳去痰薬
メトキシフェナミン塩酸塩	気管拡張	鎮咳	鎮咳去痰薬
テトラヒドロゾリン塩酸塩	血管収縮	充血緩和	内服アレルギー用薬 眼科用薬
		止血	外用痔疾用薬
ナファゾリン塩酸塩	血管収縮	充血緩和	鼻炎用点鼻薬 眼科用薬
		止血	外用痔疾用薬、 外皮用薬
ナファゾリン硝酸塩	血管収縮	充血緩和	眼科用薬
フェニレフリン塩酸塩	血管収縮	充血緩和	内服アレルギー用薬 鼻炎用点鼻薬

アドレナリン作動成分による副作用

　アドレナリン作動作用が過剰に出た場合、どのような反応が身体に現れるだろうか。それが、アドレナリン作動成分の配合された医薬品に共通してみられる副作用であり、次のようなものが挙げられる。

アドレナリン作動成分の配合された医薬品にみられる副作用

心臓（心筋・特殊心筋） → 収縮 → 心悸亢進、動悸、頻脈

血管（平滑筋） → 収縮 → 血圧の上昇

肝臓 → グリコーゲンの分解促進 → 血糖値の上昇

中枢神経 → 刺激 → 頭痛、めまい、不眠

第2章 抗コリン成分ってなんだ

コリン作動成分　コリンエステラーゼ抑制成分

抗コリン成分

- スコポラミン臭化水素酸塩水和物
- チキジウム臭化物
- ジサイクロミン塩酸塩
- ヨウ化イソプロパミド
- ブチルスコポラミン臭化物
- メチルオクタトロピン臭化物
- ベラドンナ総アルカロイド
- メチルベナクチジウム臭化物
- オキシフェンサイクリミン塩酸塩

抗コリン成分の配合されている一般用医薬品の例

かぜ薬	新ルルAゴールドカプレット、エスタックイブエース　等
内服アレルギー用薬	アルガード鼻炎ソフトカプセルEX、コンタック600ST　等
乗物酔い防止薬	トラベルミンR、パンシロントラベル　等
胃薬	ガストール錠、アバロンS　等
胃痛鎮痛鎮痙薬	イノパパ錠、ブスコパンA錠　等

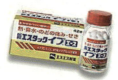
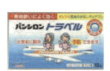
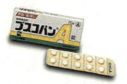
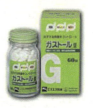

1 コリンってなんだ

　コリンって何だろう。イライラして周りにあたり散らしているときに、差し入れの"お汁粉"を食べると、なんだか肩の力がぬけて、ふっと笑みのこぼれることがある。「今日は、徹夜で勉強するぞ！」と固い決意をもっていても、夜食の"鍋焼きうどん"を平らげた途端に、やる気が霧散してしまうこともよくあることである。
　このように、食べ物によって身体状態が切り替わってしまう現象には、実は、コリン、正しくは**アセチルコリン**という神経伝達物質が重要な役割を果たしている。
　このアセチルコリンの作用を抑制するように働く物質は、**抗コリン成分**とよばれ、かぜ薬、乗物酔い防止薬、胃薬、胃腸鎮痛鎮痙薬、内服アレルギー用薬に配合されている。

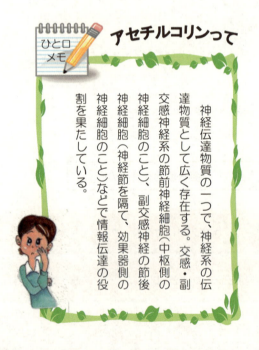

ひと口メモ　アセチルコリンって

神経伝達物質の一つで、神経系の伝達物質として広く存在する。交感・副交感神経系の節前神経細胞のこと）、副交感神経の節後神経細胞（神経節を隔てて、効果器側の神経細胞のこと）などで情報伝達の役割を果たしている。

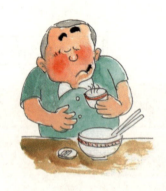

2 抗コリン成分の働き

　"ひとたび門を出ると7人の敵がいる"といわれているように、いつなんどき、敵と遭遇したり、緊急事態に直面するかわからないので、人の身体は、常日頃から"いざ鎌倉"に対する準備を整えている。その備えとは、休めるときには休み、無駄な緊張状態が持続しないようにし、そして、機会をみつけては食物の消化・吸収を促し、エネルギーをしっかりと蓄えようとする、そんな身体の働きのことである。
　このような身体状態を誘導する役割を果たしているのが、副交感神経系だ。副交感神経系は、自律神経系の1つで、交感神経系と**拮抗**するように働く神経系である。

第2章 抗コリン成分ってなんだ

副交感神経系のつくりだす身体状態

- ◆瞳孔収縮　⇒　視覚による刺激が減少する
- ◆心拍数減少　⇒　心臓にかかる負担が減少する
- ◆血圧低下　⇒　血管にかかる負荷が減少する
- ◆気管収縮　⇒　呼吸が穏やかになる
- ◆胃液分泌亢進　⇒　食物の消化が活発になる
- ◆腸管運動亢進　⇒　食物の消化・吸収が活発になる
- ◆排尿促進　⇒　尿意を催す

拮抗って？

同等の勢力同士が張り合うことを拮抗という。生体内では、交感神経系と副交感神経系が拮抗関係にある。交感神経系が優位になると、血圧が上昇し、一方、副交感神経系が優位になると、血圧の低下がみられる。

また、アセチルコリンと抗コリン成分も拮抗関係にあるといえる。アセチルコリンがアセチルコリン受容体と結合することにより、受容体機能が発現する。しかし、抗コリン成分が受容体と結合してしまうと、アセチルコリンと受容体との結合が妨げられ、アセチルコリンの作用の発現が妨げられてしまう。

～～　抗コリン成分は、一体どのような働きを期待して、それぞれの医薬品に配合されているのだろうか　～～

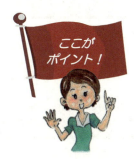

抗コリン成分とは、
抗コリン作用を持つ有効成分のことをいう。

抗コリン作用の結果、
副交感神経系の働きが減弱する

副交感神経系ってこんな神経

副交感神経系は、自律神経系の1つで、血圧の低下、心拍数の減少、消化管運動の促進など、身体を安息状態に誘導する働きを持つ。延髄を起点とし、節前神経細胞（神経節を隔て、延髄側の神経細胞のこと）と節後神経細胞（神経節を隔て、効果器側の神経細胞のこと）を経て、効果器と連絡する神経系をいう。節前神経細胞と節後神経細胞との間、及び節後神経細胞と効果器との間は、アセチルコリンが連絡役を果たしている。

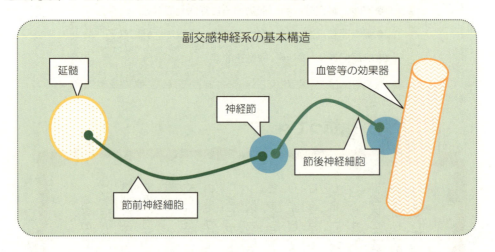

副交感神経系の神経細胞から放出されたアセチルコリンが、効果器などに存在する受容体に結合することによって、アセチルコリンの作用が発現する。

神経細胞からアセチルコリンが分泌されていても、抗コリン成分は、アセチルコリンと拮抗してアセチルコリンの作用の発現を遮断する。その結果、副交感神経系が活動していないときと同様の効果をもたらしているのだ。

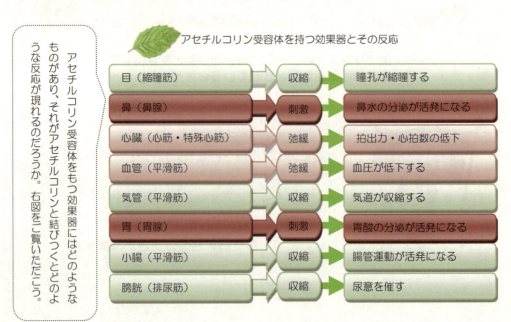

アセチルコリン受容体をもつ効果器にはどのようなものがあり、それがアセチルコリンと結びつくとどのような反応が現れるのだろうか。右図をご覧いただこう。

第2章 抗コリン成分ってなんだ

3 抗コリン成分が配合されている一般用医薬品

　アセチルコリンの作用の発現を抑制する有効成分を、抗コリン成分といい、くしゃみ、鼻水分泌、胃液分泌、腸管運動等の抑制を目的として配合される。
　また、アセチルコリンは、副交感神経系だけでなく、嘔吐中枢においても、神経伝達物質として働いている。そこで、抗コリン成分は、内耳から嘔吐中枢への神経（内耳求心性神経のこと）を遮断し、鎮暈効果（めまいを抑える）を得ることも目的として、一般用医薬品に配合されている。

＜抗コリン成分の配合される薬効群＞

抗コリン成分	作用の種類	薬効	配合される主な薬効群
ベラドンナ総アルカロイド	求心性神経の遮断	くしゃみ	かぜ薬 内服アレルギー用薬
	鼻水の分泌抑制	鼻水	かぜ薬 内服アレルギー用薬
ヨウ化イソプロパミド	求心性神経の遮断	くしゃみ	かぜ薬 内服アレルギー用薬
	鼻水の分泌抑制	鼻水	かぜ薬 内服アレルギー用薬
スコポラミン臭化水素酸塩水和物	求心性神経の遮断	鎮暈	乗物酔い防止薬
メチルベナクチジウム臭化物	腸管運動の抑制	鎮痙	胃腸鎮痛鎮痙薬
ブチルスコポラミン臭化物	腸管運動の抑制	鎮痙	胃腸鎮痛鎮痙薬
メチルオクタトロピン臭化物	腸管運動の抑制	鎮痙	胃腸鎮痛鎮痙薬
ジサイクロミン塩酸塩	腸管運動の抑制	鎮痙	胃腸鎮痛鎮痙薬
オキシフェンサイクリミン塩酸塩	腸管運動の抑制	鎮痙	胃腸鎮痛鎮痙薬
チキジウム臭化物	腸管運動の抑制	鎮痙	胃腸鎮痛鎮痙薬

抗コリン成分による副作用

ところで、抗コリン成分によって、アセチルコリン受容体が強く遮断され、抗コリン作用が過剰に出た場合、どのような反応が身体に現れるだろうか。それが、抗コリン成分の配合された医薬品に共通してみられる副作用であり、次のようなものが挙げられる。

抗コリン成分の配合された医薬品にみられる副作用

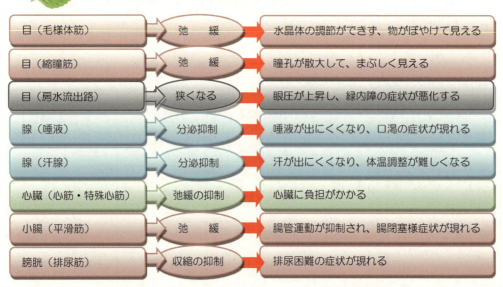

部位	作用	症状
目（毛様体筋）	弛緩	水晶体の調節ができず、物がぼやけて見える
目（縮瞳筋）	弛緩	瞳孔が散大して、まぶしく見える
目（房水流出路）	狭くなる	眼圧が上昇し、緑内障の症状が悪化する
腺（唾液）	分泌抑制	唾液が出にくくなり、口渇の症状が現れる
腺（汗腺）	分泌抑制	汗が出にくくなり、体温調整が難しくなる
心臓（心筋・特殊心筋）	弛緩の抑制	心臓に負担がかかる
小腸（平滑筋）	弛緩	腸管運動が抑制され、腸閉塞様症状が現れる
膀胱（排尿筋）	収縮の抑制	排尿困難の症状が現れる

ひとロメモ　くしゃみって？

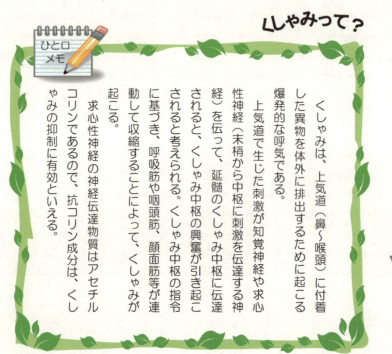

くしゃみは、上気道（鼻〜喉頭）に付着した異物を体外に排出するために起こる爆発的な呼気である。

上気道で生じた刺激が知覚神経や求心性神経（末梢から中枢に刺激を伝達する神経）を伝って、延髄のくしゃみ中枢に伝達されると、くしゃみ中枢の興奮が引き起こされると考えられる。くしゃみ中枢の指令に基づき、呼吸筋や咽頭筋、顔面筋等が連動して収縮することによって、くしゃみが起こる。

求心性神経の神経伝達物質はアセチルコリンであるので、抗コリン成分は、くしゃみの抑制に有効といえる。

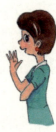

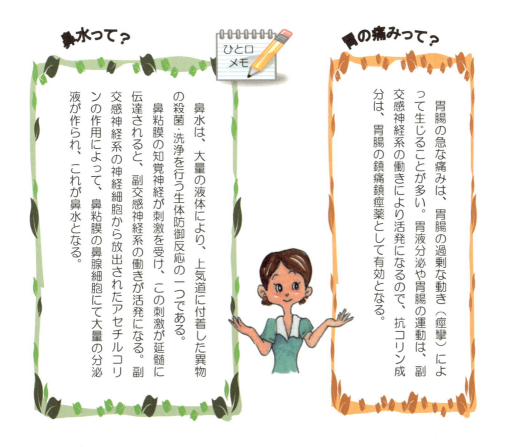

鼻水って？

鼻水は、大量の液体により、上気道に付着した異物の殺菌・洗浄を行う生体防御反応の一つである。鼻粘膜の知覚神経が刺激を受け、この刺激が延髄に伝達されると、副交感神経系の働きが活発になる。副交感神経系の神経細胞から放出されたアセチルコリンの作用によって、鼻粘膜の鼻腺細胞にて大量の分泌液が作られ、これが鼻水となる。

胃の痛みって？

胃腸の急な痛みは、胃腸の過剰な動き（痙攣）によって生じることが多い。胃液分泌や胃腸の運動は、副交感神経系の働きにより活発になるので、抗コリン成分は、胃腸の鎮痛鎮痙薬として有効となる。

4　アセチルコリンに関連する有効成分

1) コリン作動成分

抗コリン成分とは反対に、アセチルコリンの作用を増強する働きをもつ化合物がある。これを、**コリン作動成分**という。コリン作動成分は、末梢血管を弛緩し、血流を促進させるため、これらの作用による発毛効果を目的として、毛髪用薬に配合されている。

＜コリン作動成分の配合される薬効群＞

コリン作動成分	作用の種類	薬効	配合される主な薬効群
カルプロニウム塩化物	血管の弛緩	発毛	毛髪用薬

2) コリンエステラーゼ抑制成分

アセチルコリンは、神経伝達の様々な場面で重要な働きをしている。しかし、アセチルコリンが、神経スイッチをON／OFFにするといった働きを全うするためには、その働きをした後に、アセチルコリン自身が速やかに分解される必要がある。そうでなければ、神経スイッチはONになったままで、いつまでも興奮状態が続いてしまう。これを防ぐために、生体内では、**コリンエステラーゼ**という酵素が存在している。コリンエステラーゼは、役目を果たしたアセチルコリンを速やかに分解し、神経スイッチをOFFに切り替えることによって、神経機能を正常に保つ役割を果たしているのだ。

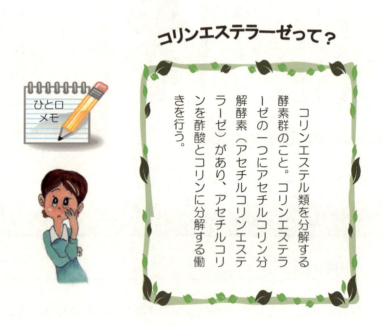

コリンエステラーゼって？

コリンエステル類を分解する酵素群のこと。コリンエステラーゼの一つにアセチルコリン分解酵素（アセチルコリンエステラーゼ）があり、アセチルコリンを酢酸とコリンに分解する働きを行う。

そこで、逆に、このコリンエステラーゼによるアセチルコリンの分解を抑制してやると、作用発現部位でのアセチルコリンの濃度が高くなって、アセチルコリンの働きを強めることができる。このようなコリンエステラーゼ抑制作用を持つ有効成分がある。

また、アセチルコリンは、人だけでなく、昆虫などにおいても、神経伝達物質としてその役割を果たしている。そこで、コリンエステラーゼを強力に抑制することによって、昆虫などの神経系を混乱させ、防除することを目的とした医薬品もある。

第2章　抗コリン成分ってなんだ

＜コリンエステラーゼ抑制成分の配合される薬効群＞

コリンエステラーゼ抑制成分	作用の種類	薬効	配合される主な薬効群
ネオスチグミンメチル硫酸塩	毛様体筋の収縮	目の調節機能改善	眼科用薬
ジクロルボス	神経混乱	殺虫	殺虫剤
ダイアジノン	神経混乱	殺虫	殺虫剤
フェニトロチオン	神経混乱	殺虫	殺虫剤
フェンチオン	神経混乱	殺虫	殺虫剤
トリクロルホン	神経混乱	殺虫	殺虫剤
クロルピリホスメチル	神経混乱	殺虫	殺虫剤
プロペタンホス	神経混乱	殺虫	殺虫剤
プロポクスル	神経混乱	殺虫	殺虫剤
メトキサジアゾン	神経混乱	殺虫	殺虫剤

第3章　局所麻酔成分ってなんだ

局所麻酔成分

- アミノ安息香酸エチル
- リドカイン
- リドカイン塩酸塩
- ジブカイン塩酸塩
- オキセサゼイン
- テーカイン
- プロカイン塩酸塩
- テシットデシチン

局所麻酔成分の配合されている一般用医薬品の例

分類	製品例
乗物酔い防止薬	アネロン「キャップ」
胃腸鎮痛鎮痙薬	新ぴたり丸、サクロンQ　等
外用痔疾用薬	ザッスル坐剤、メンソレータムリシーナ軟膏A　等
鼻炎用点鼻薬	エスタック鼻炎スプレー、ベンザ鼻炎スプレー　等
外皮用薬	ウナコーワA、オロナイン液　等
歯痛薬	歯痛剤新今治水

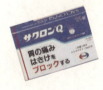
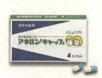

1 局所麻酔成分ってなんだ

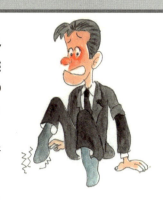

　局所麻酔って何だろう。画鋲を踏むと"痛い！"と感じる。しかし、長時間正座した後の"しびれがきれた"状態で、足先を叩いてみても痛みは感じない。これは、痛みの刺激を受けるところと、痛みを認識するところとが異なっていることから生じる現象である。

　痛みの刺激は皮膚で感知されるが、痛みの認識は脳で行われている。そして、皮膚の痛みを感じる部分（感覚器）と脳とは、知覚神経と呼ばれる神経細胞で連結されている。この知覚神経を伝わって痛みの刺激が脳に伝わり、「痛いっ！」と感じることになる。ところが、長時間正座してしびれてしまった足では、知覚神経がマヒしてしまっている。だから、刺激が脳に伝わらず、痛みを感じなくなるのである。

　麻酔とは、神経細胞による刺激伝達を遮断することにより、痛覚を消失させることをいう。そして、意識の消失を伴うものが"全身麻酔"、意識の消失を伴わないものが"局所麻酔"と呼ばれている。全身麻酔の場合は、脳の神経細胞を麻痺させることによって、痛みの感覚を消失させている。だから、意識の消失を伴う。一方、局所麻酔の方は、足のしびれのように、足という"局所"の感覚器と脳とを結ぶ神経細胞を麻痺させることによって痛みを消失させる。だから、脳は健在で、意識が消失することはないのだ。

　局所麻酔効果をもたらす物質は、局所麻酔成分と呼ばれ、乗物酔い防止薬、胃腸鎮痛鎮痙薬、外用痔疾用薬、鼻炎用点鼻薬、外皮用薬、歯痛薬に配合されている。

2 局所麻酔成分の働き

　では、**局所麻酔成分**は、一体どのような働きを期待して、それぞれの医薬品に配合されているのであろうか。

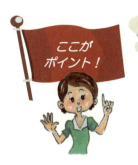

局所麻酔成分とは、
神経遮断作用を持つ有効成分のことをいう。

神経遮断作用の結果、
神経細胞内の刺激伝達が抑制される

ところで、"神経細胞内の刺激伝達"とは、どういうことを意味するのだろう？
　その前に、神経細胞の働きについて整理してみよう。神経細胞は、下の3つの機能により成り立っているのだ。

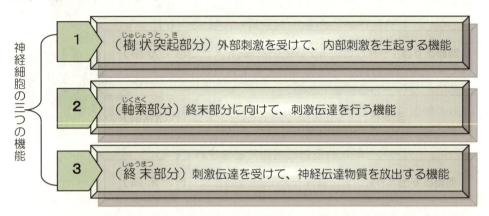

　このうち、局所麻酔成分は、「2」の軸索部分の"刺激伝達"を抑制することにより、神経遮断作用をもたらしている。

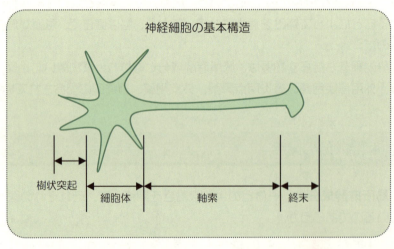

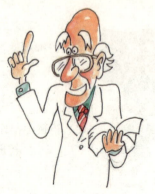

第3章 局所麻酔成分ってなんだ

3 局所麻酔成分が配合されている一般用医薬品

　身体各所で発生した痛み刺激について、脳への伝達を妨げる働きをする有効成分を局所麻酔成分といい、痛みや痒みの抑制を目的として用いられる。それ以外にも、消化管に分布する神経細胞を麻痺させ、吐き気の緩和効果や鎮痙効果を得ることを目的として、一般用医薬品に配合されている。

＜局所麻酔成分の配合される薬効群＞

局所麻酔成分	作用部位	薬効	配合される主な薬効群
アミノ安息香酸エチル	胃粘膜	嘔吐抑制	乗物酔い防止薬
	消化管	鎮痙	胃腸鎮痛鎮痙薬
	患部	鎮痛止痒	外用痔疾用薬外皮用薬
	患部	鎮痛	歯痛薬
オキセサゼイン	胃	胃液分泌抑制	胃薬（制酸薬）
	消化管	鎮痙	胃腸鎮痛鎮痙薬
ジブカイン塩酸塩	患部	鎮痛止痒	外用痔疾用薬外皮用薬
	患部	鎮痛	歯痛薬
プロカイン塩酸塩	患部	鎮痛止痒	外用痔疾用薬
リドカイン	患部	鎮痛止痒	外用痔疾用薬鼻炎用点鼻薬外皮用薬
リドカイン塩酸塩	患部	鎮痛止痒	外用痔疾用薬鼻炎用点鼻薬
テシットデシチン	患部	鎮痛止痒	外皮用薬
テーカイン	患部	鎮痛	歯痛薬

31

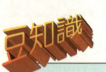
～最初の局所麻酔薬はコカコーラ？～

南米では昔から、コカの葉が疲労回復、空腹感の減退、創傷時の痛み止めなどの万能薬として利用されてきた。そして、スペイン人が南米大陸を「発見」した際に、コカの正しい使用方法が「チューイング（くちゃくちゃ噛むこと）」であったことから、ヨーロッパ社会では下品とみなされたので、注目を浴びることなく歴史に埋もれてしまう。しかし、コカの存在がヨーロッパ世界に知られるようになった。コカが歴史の表舞台に登場したのは、米国で一八八六年に発布された禁酒法がきっかけとなった。その頃、ヨーロッパでは、「コカ入りワイン」が発売され、心地良い陶酔感のあることが評判となって大流行していた。その流行にあやかろうと、米国アトランタ州の薬剤師が「コカ入りワイン」を発売しようとした。しかし、禁酒法が制定され、その販売が禁止されてしまったのである。困りはてた薬剤師は、ワインをシロップに変更し、さらに、コーラノキの実で味をととのえ、「コカコーラ」として販売することにした。その「コカコーラ」は、一八九二年のコカコーラ社設立を機にアメリカで大ヒットし、さらに第二次世界大戦後、日本を含め世界中に広まり愛飲されるようになった。

さて、十九世紀は、生薬からの生理活性成分の抽出・精製の研究が盛んに行われた時代でもあり、コカの葉から、一八六〇年に有効成分コカインが分離された。それと同時に、コカインの結晶を舐めると舌の感覚の無くなることが報告され、この事実から、コカインを麻酔薬として利用できないかと考えられるようになった。そして、一八八四年に、コカインを局所麻酔薬として利用した最初の外科手術（白内障の手術）が行われた。この成功を踏まえ、コカインの化学構造をベースとして、局所麻酔薬の研究開発が始まり、現在、局所麻酔成分として用いられているプロカイン等が開発されたのである。

注① 現在のコカコーラには、コカインは含まれていない。
注② 日本では、コカ葉は、麻薬及び向精神薬取締法により麻薬に指定されている。

第4章　抗ヒスタミン成分ってなんだ

第4章　抗ヒスタミン成分ってなんだ
抗アレルギー成分

抗ヒスタミン成分
- プロメタジンテオクル酸塩
- カルビノキサミンマレイン酸塩
- ジフェニルピラリン塩酸塩
- ジフェンヒドラミン塩酸塩
- アゼラスチン
- ジフェニルイミダゾール
- ジフェンヒドラミンサリチル酸塩
- エメダスチン
- ケトチフェン
- メキタジン
- イソチペンジル塩酸塩
- ジフェンヒドラミン
- メクリジン塩酸塩
- ジフェニルピラリンテオクル酸塩
- ジメンヒドリナート
- トリプロリジン塩酸塩
- クロルフェニラミンマレイン酸塩
- クレマスチンフマル酸塩

抗ヒスタミン成分の配合されている一般用医薬品の例

かぜ薬	エスタックSR錠、パブロンA　等
催眠鎮静薬	ドリエルEX、ネオデイ　等
乗物酔い防止薬	アネロンチュアブル、アボミンA　等
鎮咳去痰薬	浅田飴せきどめシロップ、パブロンAせき止め液　等
口腔咽喉薬	エスエスブロントローチ（クール）、ペレックストローチ　等
外用痔疾用薬	プリザSハイ、エスジールAE軟膏　等
内服アレルギー用薬	ベリー錠、レスタミンコーワ糖衣錠　等
鼻炎用点鼻薬	アルガード鼻炎クールスプレーa、アルペンこども点鼻薬　等
眼科用薬	アイメートCG、タナベ目薬NE　等
外皮用薬	アンメルツヨコヨコ、ウレパールプラスクリーム　等

    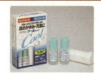

1　ヒスタミンってなんだ

　ヒスタミンって何だろう。薬のテレビコマーシャルをみていると、しばしばヒスタミンという言葉を耳にする――「春先になると花粉症で鼻がムズムズするのは、ヒスタミンのせいです。そこでヒスタミンをブロックする"カフンブロック（仮名）"をどうぞ！」「皮膚がむしょうに痒くなるのもヒスタミンのせい。ヒスタミンをブロックする"カユミトール（仮名）"がお勧めです！」「こちらの商品には、ヒスタミンの働きをブロックする成分が含まれており、眠気を催すことがあるので、ご注意ください」

　ヒスタミンは、鼻のムズムズ、皮膚の痒み、眠気なんかに何やら関係しているらしい。それも当然のこと。ヒスタミンは、あるときは神経伝達物質として、あるときは化学伝達物質として、様々な組織・器官に作用をもたらす**細胞間伝達物質**なのだ。

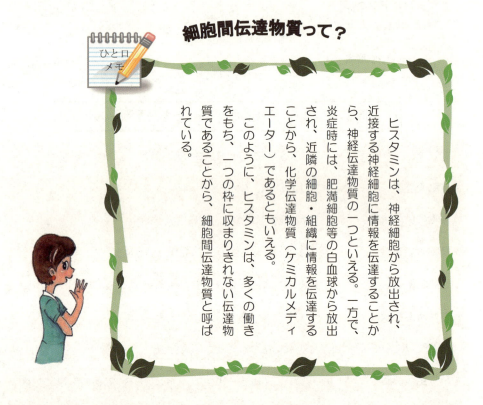

細胞間伝達物質って？

　ヒスタミンは、神経細胞から放出され、近接する神経細胞に情報を伝達することから、神経伝達物質の一つといえる。一方で、炎症時には、肥満細胞等の白血球から放出され、近隣の細胞・組織に情報を伝達することから、化学伝達物質（ケミカルメディエーター）であるともいえる。

　このように、ヒスタミンは、多くの働きをもち、一つの枠に収まりきれない伝達物質であることから、細胞間伝達物質と呼ばれている。

　ヒスタミンは、ヒスチジン（アミノ酸の1つ）から合成される。血管内皮細胞、知覚神経細胞、胃酸分泌細胞、中枢神経細胞等に分布しているヒスタミン受容体と結合することにより、次ページのようないろいろな作用を発現する。

第4章　抗ヒスタミン成分ってなんだ

① 血管内皮細胞のヒスタミン受容体にヒスタミンが結合すると、血漿の漏出が起こり、浮腫や蕁麻疹の原因となる。

② 知覚神経細胞のヒスタミン受容体にヒスタミンが結合すると、興奮刺激が生起し、痒みとして脳で認識される。

③ 胃酸分泌細胞のヒスタミン受容体にヒスタミンが結合すると、胃酸の分泌が促進される。

④ 中枢神経細胞のヒスタミン受容体にヒスタミンが結合すると、覚醒状態が維持される。

　人の身体に現れる具体的な症状として整理してみると、次の通りだ。これらは、いずれも人が生きてゆく上で極めて重要な生体反応といえる。しかし、多くの場合、これらの反応が過剰に現れると、人は苦痛に感じるようになる。

　ヒスタミン受容体をもつ効果器とその反応

血管（鼻粘膜）のヒスタミン受容体	血漿を漏出させ、鼻水の原因となる
血管（気管粘膜）のヒスタミン受容体	血漿を漏出させ、痰の原因となる
血管（皮膚）のヒスタミン受容体	血漿を漏出させ、浮腫、蕁麻疹の原因となる
知覚神経（全身）のヒスタミン受容体	痒みの原因となる
知覚神経（上気道）のヒスタミン受容体	くしゃみの原因となる
知覚神経（下気道）のヒスタミン受容体	咳の原因となる
視床下部のヒスタミン受容体	覚醒を維持する
嘔吐中枢、内耳のヒスタミン受容体	めまいの原因となる
胃（胃腺）のヒスタミン受容体	胃酸を分泌する

　ヒスタミンの受容体には、いくつかのサブタイプの存在が知られている。炎症時に働くヒスタミン受容体は H_1 受容体で、痒みや浮腫を引き起こす原因となる。胃壁には H_2 受容体が存在し、これが胃酸分泌を促進する。また、中枢には、H_1〜H_3 受容体が発現しており、覚醒の維持等に関与している。このように、ヒスタミン受容体は、ヒスタミンと結合することによって、受容体の機能を発現し、様々な生理作用を発現している。

2　抗ヒスタミン成分の働き

　抗ヒスタミン成分とは、ヒスタミン受容体とヒスタミンとの結合を妨げ、ヒスタミン受容体の働きを抑える物質のことをいう。そして、ヒスタミン受容体機能の発現を抑える作用のことを、抗ヒスタミン作用という。

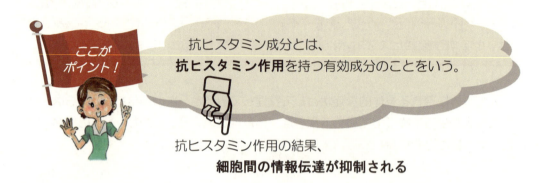

　では、抗ヒスタミン成分は、一体どのような働きを期待して、医薬品に配合されているのであろうか。

〜〜ヒスタミン受容体の機能が抑制されると、次のような効果が得られる〜〜

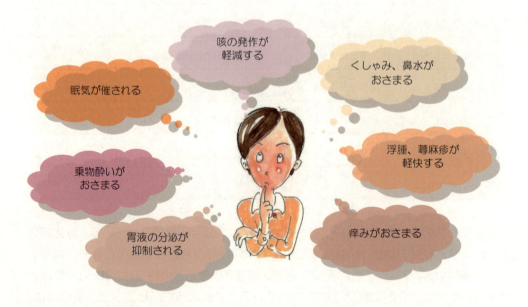

第4章　抗ヒスタミン成分ってなんだ

3　抗ヒスタミン成分が配合されている一般用医薬品

　抗ヒスタミン成分は、ヒスタミン受容体の機能を抑えることによって得られる作用を期待して、次のような一般用医薬品に配合されている。

＜抗ヒスタミン成分の配合される薬効群＞

抗ヒスタミン成分	作用の種類	薬効	配合される主な薬効群
クロルフェニラミンマレイン酸塩	知覚神経の遮断	くしゃみ	かぜ薬
		止痒	外用痔疾用薬眼科用薬外皮用薬
	血漿漏出の抑制	鼻水	かぜ薬
	中枢刺激の抑制	鎮暈	乗物酔い防止薬
	アレルギー症状の緩和		口腔咽喉薬内服アレルギー用薬鼻炎用点鼻薬
	鎮咳補助		鎮咳去痰薬
カルビノキサミンマレイン酸塩	知覚神経の遮断	くしゃみ	かぜ薬
	血漿漏出の抑制	鼻水	かぜ薬
	アレルギー症状の緩和		内服アレルギー用薬
	鎮咳補助		鎮咳去痰薬
メキタジン	知覚神経の遮断	くしゃみ	かぜ薬
	血漿漏出の抑制	鼻水	かぜ薬
	アレルギー症状の緩和		内服アレルギー用薬
クレマスチンフマル酸塩	知覚神経の遮断	くしゃみ	かぜ薬
	血漿漏出の抑制	鼻水	かぜ薬
	アレルギー症状の緩和		内服アレルギー用薬
	鎮咳補助		鎮咳去痰薬
ジフェンヒドラミン	知覚神経の遮断	止痒	外用痔疾用薬外皮用薬

ジフェンヒドラミン塩酸塩	知覚神経の遮断	くしゃみ	かぜ薬
		止痒	外用痔疾用薬 眼科用薬 外皮用薬
	血漿漏出の抑制	鼻水	かぜ薬
	視床下部の刺激抑制	催眠	催眠鎮静薬
	アレルギー症状の緩和		内服アレルギー用薬
ジフェンヒドラミンサリチル酸塩	中枢刺激の抑制	鎮暈	乗物酔い防止薬
ジメンヒドリナート（ジフェンヒドラミンテオクル酸塩）	中枢刺激の抑制	鎮暈	乗物酔い防止薬
メクリジン塩酸塩	中枢刺激の抑制	鎮暈	乗物酔い防止薬
プロメタジンテオクル酸塩	中枢刺激の抑制	鎮暈	乗物酔い防止薬
ジフェニルイミダゾール	知覚神経の遮断	止痒	外皮用薬
イソチペンジル塩酸塩	知覚神経の遮断	止痒	外皮用薬
ジフェニルピラリン塩酸塩	アレルギー症状の緩和		内服アレルギー用薬
ジフェニルピラリンテオクル酸塩	アレルギー症状の緩和		内服アレルギー用薬
トリプロリジン塩酸塩	アレルギー症状の緩和		内服アレルギー用薬
アゼラスチン	アレルギー症状の緩和		内服アレルギー用薬
エメダスチン	アレルギー症状の緩和		内服アレルギー用薬
ケトチフェン	知覚神経の遮断	止痒	眼科用薬
	アレルギー症状の緩和		内服アレルギー用薬 鼻炎用点鼻薬

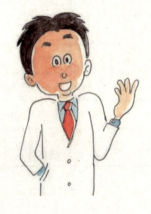

抗ヒスタミン成分による副作用

ところで、抗ヒスタミン成分により、ヒスタミン受容体を強く遮断し、抗ヒスタミン作用が過剰に出た場合、どのような反応が身体に現れるだろうか。それが、抗ヒスタミン成分の配合された医薬品に共通してみられる副作用である。また、抗ヒスタミン成分は、ヒスタミン受容体だけでなく、アセチルコリン受容体を遮断する作用を示し、抗コリン作用に起因する副作用を引き起こすことがある。抗ヒスタミン成分による副作用には、次のようなものが挙げられる。

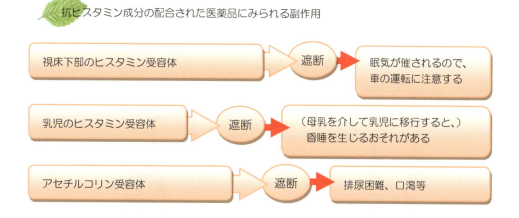

抗ヒスタミン成分の配合された医薬品にみられる副作用

4 ヒスタミンに関連する有効成分

抗アレルギー成分

　抗ヒスタミン成分と同様の薬効をもたらすものに、抗アレルギー成分がある。
　アレルギー時には、痒みや蕁麻疹、鼻水、咳などの症状が見られるが、これらは、肥満細胞からヒスタミンが遊離することに起因して引き起こされる。
　抗アレルギー成分は、肥満細胞の膜構造の安定化に作用してヒスタミンの遊離を防ぐ働きをしている。このため、肥満細胞がほとんどいない脳では、ヒスタミンの作用が妨害されないので、抗ヒスタミン成分とは異なり、"眠気"の副作用が現れにくくなっている。
　その意味で、抗アレルギー成分は、薬効がアレルギー性疾患に絞られており、抗ヒスタミン成分よりも、作用を発現する組織・器官が限定されることから、"副作用の生じにくい"有効成分ということができる。

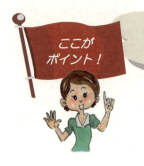

抗アレルギー成分とは、**ヒスタミン遊離抑制作用**を持つ有効成分のことをいう。

ヒスタミン遊離抑制作用の結果、
**ヒスタミン受容体をブロックすることなく、
ヒスタミン作用を抑制する**

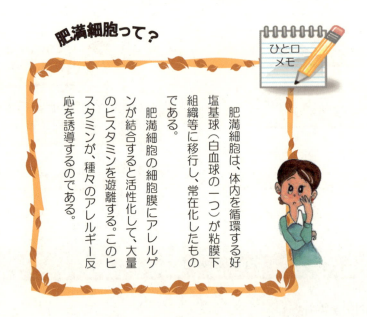

肥満細胞って？

肥満細胞は、体内を循環する好塩基球（白血球の一つ）が粘膜下組織等に移行し、常在化したものである。
肥満細胞の細胞膜にアレルゲンが結合すると活性化して、大量のヒスタミンを遊離する。このヒスタミンが、種々のアレルギー反応を誘導するのである。

　このようなヒスタミンの遊離を抑える有効成分を、抗アレルギー成分という。知覚神経の遮断、血漿漏出の抑制を目的として、次のような一般用医薬品に配合されている。

＜抗アレルギー成分の配合される薬効群＞

抗アレルギー成分	作用の種類	薬効	配合される主な薬効群
クロモグリク酸ナトリウム	アレルギー症状の緩和		鼻炎用点鼻薬 眼科用薬

第4章 抗ヒスタミン成分ってなんだ

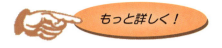
もっと詳しく！

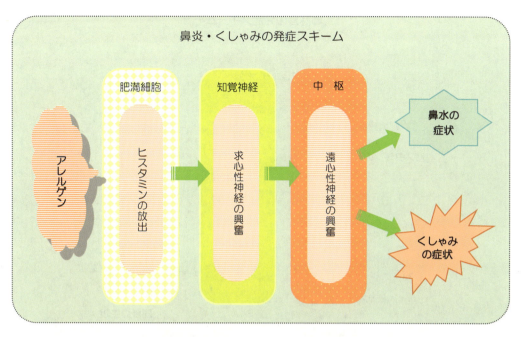

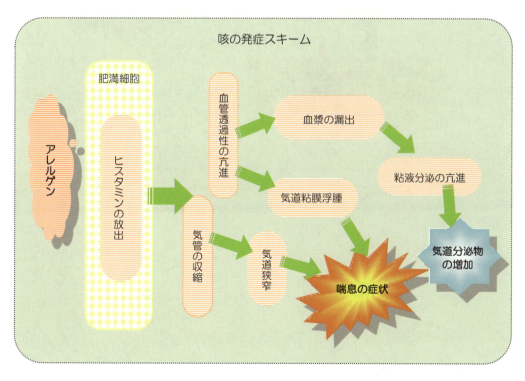

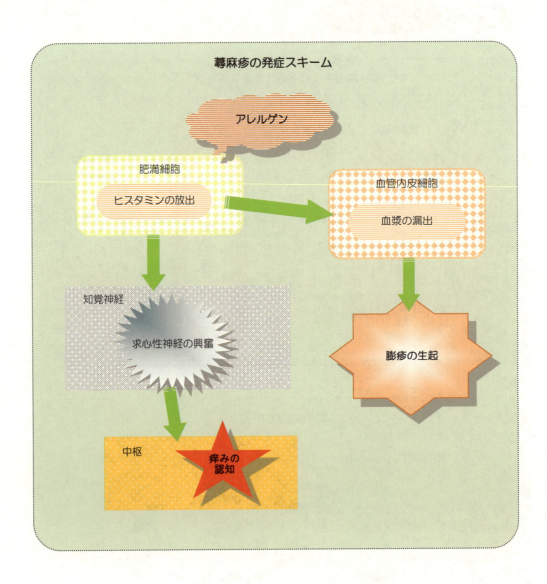

第5章 解熱鎮痛成分ってなんだ

抗炎症成分

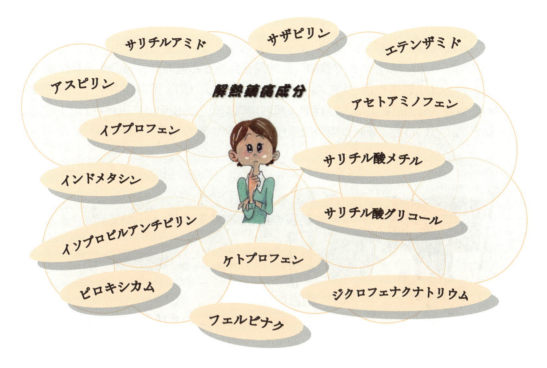

解熱鎮痛成分の配合されている一般用医薬品の例		
かぜ薬	→	エスタックイブ、カイゲン感冒カプセルα 等
解熱鎮痛薬	→	バイエルアスピリン、イブ 等
外皮用薬	→	インサイドハイパップ、サロメチール 等

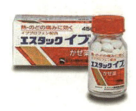
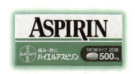
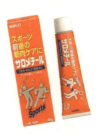

1　解熱ってなんだ　鎮痛ってなんだ

　解熱鎮痛とは、文字どおり、熱を下げて、痛みを鎮めることをいう。
　かぜをひくと、熱っぽいは、ふしぶしが痛みだすは、起きていても苦しいし、寝ころんでいても苦しい。また、ちょっときつめに運動した翌日は、筋肉がひどく痛み、歩くだけでも大変だ。
　さて、これら"発熱"と"痛み"という異なる2つの症状には、どのような共通点があるのだろう。"解熱"と"鎮痛"に効果を発揮する有効成分のことを解熱鎮痛成分といい、**COX阻害作用**（コックス）を持つ物質が使われている。COX阻害作用をもつ有効成分（解熱鎮痛成分のこと）は、かぜ薬、解熱鎮痛薬及び外皮用薬に配合されているが、一体どのようにして、解熱作用や鎮痛作用を発現するのであろうか。

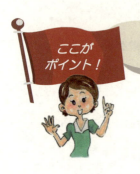

解熱鎮痛成分とは、
COX阻害作用を持つ有効成分のことをいう。

COX阻害作用の結果、
プロスタグランジンの生成が抑制される

COX阻害作用って？

ヒトの細胞の細胞膜には、アラキドン酸（脂質の一つ）が存在しており、これを原料にして、発痛・発熱物質のプロスタグランジンが生成される。
COX（シクロオキシゲナーゼ）は、このプロスタグランジンの産生に関与する酵素で、これが阻害されると、プロスタグランジンの生成が抑えられ、痛みや発熱が抑制されてしまう。
解熱鎮痛成分は、COX阻害作用により、解熱・鎮痛作用を発現している。

第 5 章 解熱鎮痛成分ってなんだ

プロスタグランジンって？

プロスタグランジンは、体内で産生される生理活性物質の一つで、痛みや発熱等の原因となる。
この物質は、体の各部位で発生した痛みの信号を増幅させることにより、脳に強い痛みを認識させる役割を果たしている。また、視床下部の温熱中枢に作用して、体温設定を高くする働きがある。さらには、月経の起こる過程などにも関与している。

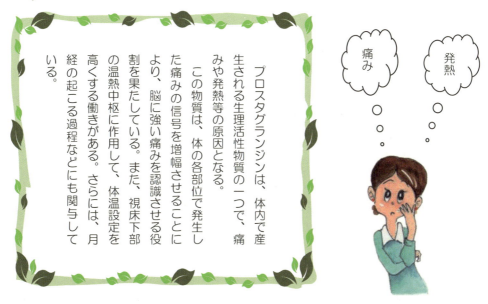

プロスタグランジンの働き

その① ＜発熱の意義＞

プロスタグランジンの働きの1つは、体温設定（セットポイント）を引き上げて、体温を上昇させること、つまり、"発熱"を誘導することにある。発熱による体温の上昇は、ウイルス等の病原微生物から体を守る"生体防御反応"の1つなのだ。

体内には、病原微生物の排除の役割を担う種々の白血球が存在している。体温が上昇すると、NK細胞（白血球の一つ）の働きが活発になり、ウイルス感染細胞を盛んに破壊することから、ウイルスの増殖を抑制する効果が得られる。だから、かぜを引いた時に、むやみに解熱鎮痛薬を飲んで熱を下げると、"かぜの治り"がかえって遅れることもあるので注意しよう。

解熱鎮痛成分は、かぜの原因を取り除くものではない。あくまで、高熱による体力の消耗を防ぐことを目的としているのだ。

> **その②**　＜発痛の意義＞
>
> 　　プロスタグランジンは、体内の発痛物質としても働いている。身体運動を担う"骨格筋"は、消化器官をとりまく"平滑筋"や心臓を動かす"心筋"とは異なって、耐久性に乏しいので、過度に使うことによりしばしば破壊されてしまう。
> 　　そこで、骨格筋の破壊が軽い段階で、プロスタグランジンが痛みを発し、"これ以上の運動は控えてください"と警告しているのだ。この痛みによる警告があるおかげで、我々の骨格筋は深刻な破壊を免れているといえる。
> 　　筋肉痛の時に、解熱鎮痛薬を使用するのは、筋肉の修復を促すためではない。あくまで、痛みによる苦痛を和らげることが目的なのだ。

　プロスタグランジンには種々のタイプが存在し、発熱作用、発痛作用に加えて、多くの作用を発現する。プロスタグランジンの主な働きをまとめてみると、次のようになる。

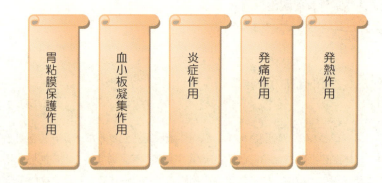

2　解熱鎮痛成分の働き

　一般用医薬品の解熱鎮痛成分には、このプロスタグランジンの体内での生成を抑える物質が用いられている。では、解熱鎮痛成分は、どのような仕組みで、プロスタグランジンの生成を抑制しているのであろうか。まず、プロスタグランジンが体内で生成される過程をみてみよう。

第5章 解熱鎮痛成分ってなんだ

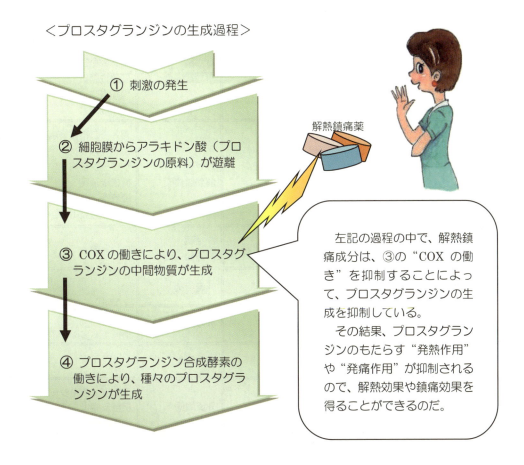

3　解熱鎮痛成分が配合されている一般用医薬品

　解熱鎮痛成分は、解熱効果や鎮痛効果を目的として、かぜ薬や解熱鎮痛薬に配合される。また、局所での鎮痛効果を得ることを目的として、外皮用薬に配合されている。

＜解熱鎮痛成分の配合される薬効群＞

解熱鎮痛成分	作用の種類	薬効	配合される主な薬効群	特記すべき副作用（共通するものを除く）
アスピリン	COX阻害	解熱・鎮痛 抗炎症	かぜ薬 解熱鎮痛薬	ライ症候群、分娩時出血の増加 肝機能障害
サリチルアミド	COX阻害	解熱・鎮痛 抗炎症	かぜ薬 解熱鎮痛薬	ライ症候群
サザピリン	COX阻害	解熱・鎮痛 抗炎症	解熱鎮痛薬	ライ症候群
エテンザミド	COX阻害	解熱・鎮痛 抗炎症	かぜ薬 解熱鎮痛薬	ライ症候群

アセトアミノフェン	COX阻害	解熱・鎮痛	かぜ薬 解熱鎮痛薬	皮膚粘膜眼症候群 中毒性表皮壊死融解症 急性汎発性発疹性膿疱症 間質性肺炎 腎障害 肝機能障害
イブプロフェン	COX阻害	解熱・鎮痛 抗炎症	かぜ薬 解熱鎮痛薬	胃・十二指腸潰瘍 潰瘍性大腸炎 クローン氏病 肝機能障害 腎障害 無菌性髄膜炎
イソプロピルアンチピリン	COX阻害	解熱・鎮痛	かぜ薬 解熱鎮痛薬	ピリン疹
サリチル酸メチル	COX阻害 局所刺激	鎮痛	外皮用薬	
サリチル酸グリコール	COX阻害 局所刺激	鎮痛	外皮用薬	
インドメタシン	COX阻害	鎮痛	外皮用薬	
ケトプロフェン	COX阻害	鎮痛	外皮用薬	アナフィラキシー 接触皮膚炎 光線過敏症
フェルビナク	COX阻害	鎮痛	外皮用薬	
ピロキシカム	COX阻害	鎮痛	外皮用薬	光線過敏症
ジクロフェナクナトリウム	COX阻害	鎮痛	外皮用薬	

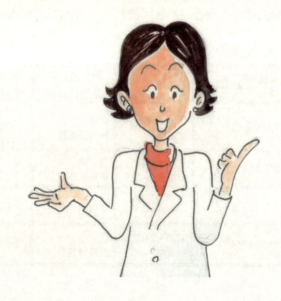

第5章 解熱鎮痛成分ってなんだ

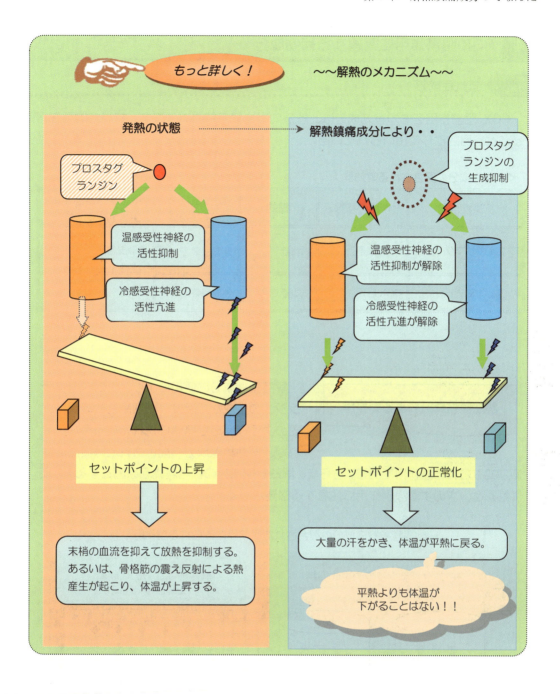

4　COX阻害作用に関連する有効成分

> 抗炎症成分

　COX阻害作用をもつ有効成分は、解熱効果や鎮痛効果以外にも、抗炎症効果を得ることを目的として用いられている。

＜抗炎症成分の配合される薬効群＞

抗炎症成分	作用の種類	薬効	配合される主な薬効群	特記すべき副作用（共通するものを除く）
ブフェキサマク	COX阻害	抗炎症	外皮用薬	接触皮膚炎
ウフェナマート	COX阻害	抗炎症	外皮用薬	

解熱鎮痛成分による副作用

　解熱鎮痛成分の使用により、プロスタグランジンの生成が"過度"に抑制された場合、どのような反応が身体に現れるだろうか。それが、解熱鎮痛成分の配合された医薬品に共通してみられる副作用である。さらに、解熱鎮痛成分の代謝産物を原因とするものを併せると、次のような副作用に注意する必要がある。

🍃 解熱鎮痛成分の配合された医薬品にみられる副作用

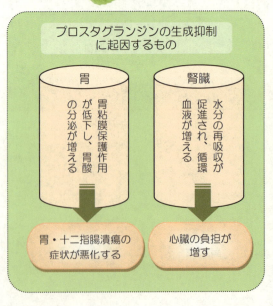
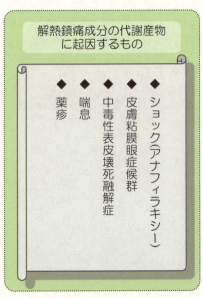

第5章 解熱鎮痛成分ってなんだ

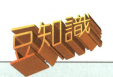
豆知識 〜アスピリンは、成分名？それとも商品名？〜

慢性的な激痛を伴う代表的な疾患として、関節リウマチや痛風を挙げることができる。これらのつらい痛みは、古今東西変わらないもので、ヨーロッパでは、「痛み止め」の薬として、セイヨウシロヤナギ（西洋白柳）の葉を煎じたものが用いられてきた。この煎じ薬は、あまりにもひどい苦さであったことから、患者も相当苦しんだようである。一八五九年になると、セイヨウシロヤナギの生理活性成分として、サリチル酸が単離され、これが鎮痛薬として使用されるようになった。しかし、サリチル酸の苦みは相変わらずひどいものであり、また、苦さだけでなく、胃腸障害を誘引してしまうことから、忍容性の低い（難点の多い）薬といえた。

そこで、ドイツ人化学者のフェリックス・ホフマンがサリチル酸の苦味の改良に乗り出した。関節リウマチの「ひどい痛み」とサリチル酸の「ひどい苦味」に呻吟する父親の姿をみて、苦味の少ない鎮痛薬を作ろうと思い立ったのである。といっても、別にたいしたことをしたわけではなく、サリチル酸の化学構造をちょっぴりいじって、アセチル化したものをつくってみたのである。うまいことに、このアセチル化したサリチル酸（アセチルサリチル酸）では、劇的に苦味が改善されていた。

これは、実用レベルに達した人類史上初の「痛み止め」の経口剤として評価され、一八九九年、バイエル社より「アスピリン」の商品名で販売されることとなった。発売と同時に、世界的な大ベストセラーとなり、いつしか、アスピリンは、「商品名」だけでなく、「成分名」としても用いられる稀有な医薬品になったのである。アスピリンの使用者は莫大な数にのぼり、それに伴い、膨大な数の臨床事例が積み重なっていった。その結果、アスピリンには、鎮痛・解熱作用だけでなく、血小板の凝集を抑える働きをもつこともわかり、すぐれた抗血栓成分であることが認められるようになった。

しかしながら、アスピリンには良い面ばかりがあるわけではない。発売当初は、重篤な副作用を引き起こすことはないと考えられていたが、長年の使用経験を経て、その副作用についても明らかになっていった。さらには、ライ症候群の原因となること、あるいは皮膚粘膜眼症候群との関連性についても指摘されている。

注1 ライ症候群：小児にみられ、高アンモニア血症や低血糖症に引き続いて、肝臓機能障害を伴う急性脳症を発症する疾患。発生はまれであるが、死亡率は高く、生存の場合も脳に重い障害が残ることが多い。原因は不明な点が多いが、ウイルス感染やアスピリンの使用等が原因とされる。したがって、小児用の解熱鎮痛成分としては、アスピリンではなく、アセトアミノフェンが用いられる。

注2 皮膚粘膜眼症候群：高熱に伴い、発疹・発赤、火傷のような水泡等の激しい症状が、比較的短期間に全身の皮膚、口、目の粘膜に生じる。スティーブンス・ジョンソン症候群ともいう。

第6章 ステロイド成分ってなんだ

その他の抗炎症成分

ステロイド成分

- ヒドロコルチゾン酢酸エステル
- プレドニゾロン吉草酸エステル酢酸エステル
- デキサメタゾン
- ヒドロコルチゾン
- プレドニゾロン酢酸エステル
- ヒドロコルチゾン酪酸エステル

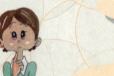

ステロイド成分の配合されている一般用医薬品の例

外用痔疾用薬	エスジールAE軟膏、リナロン痔軟膏　等
外皮用薬	ワクナガキヨーチルベSクリーム、液体ムヒアルファEX　等

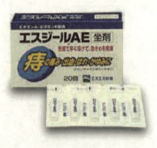
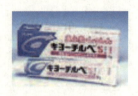
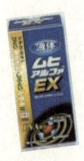

第6章　ステロイド成分ってなんだ

1　ステロイドってなんだ

　ステロイドって何だろう。スポーツ選手がステロイド剤を使用して、ドーピング検査に引っかかったというニュースとか、アトピーの患者さんがステロイド剤をやめた途端に、リバウンド現象が起きて容姿がボロボロになったとか、そんな話を耳にしたりする。ステロイドと聞くと、よくわからないが副作用が強くてなにやら怖いイメージが湧いてくる。

　しかし、ステロイド成分は強力な消炎作用をもっており、実際には、有用な有効成分として広く用いられているのだ。一般用医薬品にも、外用痔疾用薬や外皮用薬に配合されている。では、一般用医薬品に用いられるステロイド成分は、一体どのような働きを期待して、それぞれの医薬品に配合されているのであろうか。

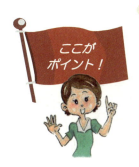

ここがポイント！

ステロイド成分とは、**ステロイド性の消炎作用**を持つ有効成分のことをいう。

ステロイド性の消炎作用を持つ成分は、**副腎皮質ホルモン**と類似の構造をしており、炎症を抑制する

2　ステロイド成分の働き

　副腎皮質ホルモンとは、その名のとおり、副腎の皮質部分で産生されるホルモンのことである。そして、副腎皮質ホルモンは、大きく三つに分類することができる。

① ［鉱質コルチコイド］
ミネラルコルチコイドともいう。血漿中の電解質（ナトリウム、カリウム等）濃度や血圧を調節する役割を担う。

② ［糖質コルチコイド］
グルココルチコイドともいう。ストレスに対応する役割を担う。

③ ［副腎アンドロゲン］
男性ホルモンに区分される。

これら3種類の副腎皮質ホルモンのうち、一般用医薬品で用いられるステロイド成分は、②の"糖質コルチコイド"に類似の構造をしている。

糖質コルチコイド　では、"副腎皮質ホルモンと類似の構造"を持つことに、どのような意味があるのだろう。

　糖質コルチコイドは、ストレスへの対応を受け持つホルモンであり、糖質コルチコイドと似たような形をもつ"ステロイド成分"は、糖質コルチコイドと"同様の役割"を果たすことができるのだ。

　糖質コルチコイドは、おなかが空いた等の"飢餓"ストレスに対しては、肝臓で糖の新生を促進し、末梢組織では糖の分解を抑制する。骨格筋ではタンパク質の分解を促すことによって、血糖値を高めるなど、様々な生体内代謝の調節に関与している。一方で、打ち身、腕が腫れ上がる等の"傷害"ストレスに対しては、炎症の抑制を誘導する働きをする。

　糖質コルチコイドと似た構造のステロイド成分は、この"炎症の抑制を誘導する働き"を利用した"抗炎症成分"として用いられている。

　他方、ステロイド成分を高用量で使用すると、消炎作用にとどまらず、顕著な免疫抑制作用が発現する。そこで、医療用医薬品では、臓器移植手術などをする際の"免疫抑制剤"としても用いられているのだ。

　ステロイド成分の作用はとても顕著で有効性が高いのだが、その反面、副作用も少なくない。そのため、一般用医薬品では、消炎作用を目的とした外用剤のみが市販されている。

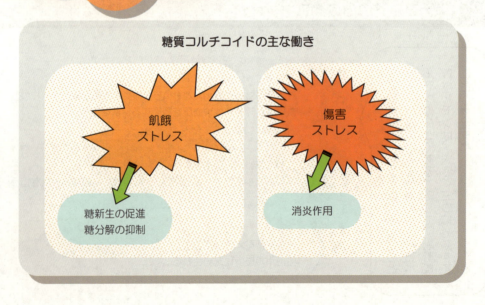

糖質コルチコイドの主な働き

飢餓ストレス → 糖新生の促進　糖分解の抑制

傷害ストレス → 消炎作用

第6章 ステロイド成分ってなんだ

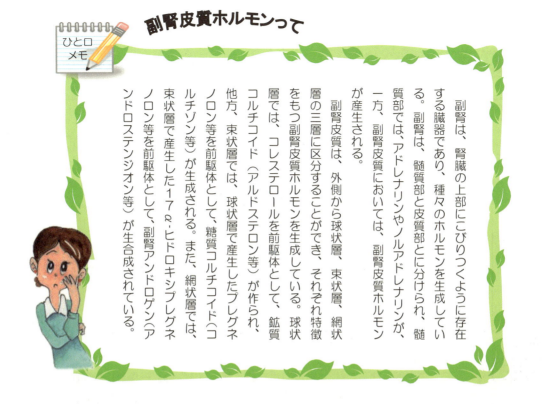

副腎皮質ホルモンって

副腎は、腎臓の上部にこびりつくように存在する臓器であり、種々のホルモンを生成している。副腎は、髄質部と皮質部とに分けられ、髄質部では、アドレナリンやノルアドレナリンが、一方、副腎皮質においては、副腎皮質ホルモンが産生される。

副腎皮質は、外側から球状層、束状層、網状層の三層に区分することができ、それぞれ特徴をもつ副腎皮質ホルモンを生成している。球状層では、コレステロールを前駆体として、鉱質コルチコイド（アルドステロン等）が作られ、他方、束状層では、球状層で産生したプレグネノロン等を前駆体として、糖質コルチコイド（コルチゾン等）が生成される。また、網状層では、束状層で産生した17α‐ヒドロキシプレグネノロン等を前駆体として、副腎アンドロゲン（アンドロステンジオン等）が生合成されている。

3　ステロイド成分が配合されている一般用医薬品

　ステロイド成分は、炎症を抑制することを目的として、次のような一般用医薬品に配合されている。

＜ステロイド成分の配合される薬効群＞

ステロイド成分	薬効	配合される主な薬効群
ヒドロコルチゾン	抗炎症・止痒	外皮用薬
ヒドロコルチゾン酢酸エステル	抗炎症・止痒	外用痔疾用薬 外皮用薬
ヒドロコルチゾン酪酸エステル	抗炎症・止痒	外皮用薬
プレドニゾロン酢酸エステル	抗炎症・止痒	外用痔疾用薬 外皮用薬
プレドニゾロン吉草酸エステル酢酸エステル	抗炎症・止痒	外皮用薬
デキサメタゾン	抗炎症・止痒	外皮用薬

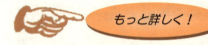
もっと詳しく！ 〜ステロイド成分と解熱鎮痛成分の違い〜

　ステロイド成分は"ステロイド性抗炎症成分"、解熱鎮痛成分は"非ステロイド性抗炎症成分（NSAIDs）"と呼ばれる。ステロイド性抗炎症成分と非ステロイド性抗炎症成分のいずれも、COX（シクロオキシゲナーゼ）の働きを抑えることにより、プロスタグランジンの生成を抑制し、抗炎症効果を得ることを目標としている。

　しかし、ステロイド成分と解熱鎮痛成分とでは、COXの阻害に至るまでの過程が異なっている。解熱鎮痛成分は、直接、COXと結合することによって、COXの働きを阻害する。一方のステロイド成分は、標的細胞内の"糖質コルチコイド受容体"と複合体を形成して、細胞の核内に移行し、COX等の炎症関連遺伝子の発現を抑制することによって、COXの働きを抑えているのだ。

　ここで問題となるのは、"糖質コルチコイド受容体"は、一種類しか存在しないということである。「ステロイド成分―糖質コルチコイド受容体」の複合体は、炎症関連遺伝子の転写を抑制するとともに、別の遺伝子の転写活性にも影響を及ぼしてしまうのである。それ故、ステロイド成分では、薬の作用と副作用が不可分の関係にあるといえ、抗炎症効果を得るのに必要な用量のステロイド成分を投与すると、"ステロイド性感染症"、"ステロイド性糖尿病"、"ステロイド性骨粗鬆症"等の副作用が高い確率で発生してしまうのである。

　したがって、ステロイド成分は、強力な抗炎症効果が期待される反面、解熱鎮痛成分と比べて、副作用に十分な注意が必要であり、使い方の難しい有効成分ということができる。

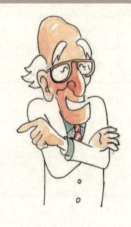

第6章　ステロイド成分ってなんだ

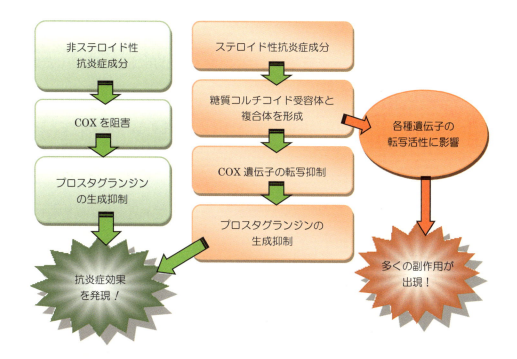

ステロイド成分による副作用

ところで、糖質コルチコイドに類似の構造を持つステロイド成分により発現した"消炎作用以外の作用"は、身体にどのような形で現れるであろうか。それが、ステロイド成分の配合された医薬品に共通してみられる副作用である。医薬品の有効成分には、鉱質コルチコイドに類似した構造を持つものもあるが、これも副作用の原因となることが知られている。

糖質コルチコイドによる副作用

糖質コルチコイドは、消炎作用とは別の作用として、体内の免疫機能の低下を招いてしまう。そのため、感染症に罹患している人はその症状が悪化し、感染症に罹患していない人は罹患しやすくなるので、使用には注意する必要がある。

皮膚：免疫機能の低下
→ 皮膚感染症（水虫・たむしの白癬症、にきび等）の増悪

57

鉱質コルチコイドによる副作用

　副腎皮質ホルモンの1つである"鉱質コルチコイド"の作用が過剰に発現した場合、身体にどのような影響が出るであろうか。

　アルドステロン（鉱質コルチコイドの1つ）は、腎臓において、原尿中のナトリウムを再吸収し、原尿中へのカリウム排出を促進する働きをする。したがって、アルドステロンが体内に過剰に存在すると、ナトリウムの体内貯留に起因する浮腫とともに、低カリウム血症を伴う高血圧の症状が現れる。このような病態を、アルドステロン症という。

　鉱質コルチコイドはステロイド成分には該当しないが、これと同様の構造をもつ有効成分（例：グリチルリチン酸）は、一般用医薬品の配合成分として用いられているので注意する必要がある。なお、アルドステロンの分泌が正常であるにもかかわらず、グリチルリチン酸類の影響により、アルドステロン症と同様の症状を生じる病態を、**偽アルドステロン症**という。

代表的な副作用～アルドステロン症～

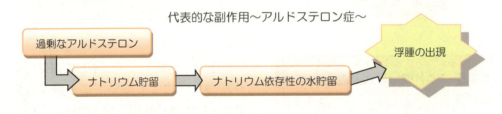

偽アルドステロン症の原因となる生薬、漢方

- カンゾウ（甘草）
- カンゾウを含む漢方処方製剤
  甘草湯（かんぞうとう）、芍薬甘草湯（しゃくやくかんぞうとう）、小青竜湯（しょうせいりゅうとう）、人参湯（にんじんとう）、芎帰膠艾湯（きゅうききょうがいとう） など

ひと口メモ　偽アルドステロン症って？

　偽アルドステロン症は、アルドステロンの分泌が増えていないにもかかわらず、ナトリウム依存性の「水の貯留」を引き起こす病態である。その結果、手足の脱力、血圧上昇、筋肉痛、こむら返り、倦怠感、手足のしびれ、頭痛、むくみ（浮腫）、喉の渇き、吐きけ・嘔吐等の症状が現れる。進行すると、筋力低下、起立不能、歩行困難、痙攣等を生じる。グリチルリチン酸類を長期・大量に使用した場合に、偽アルドステロン症を生じることがある。

第6章 ステロイド成分ってなんだ

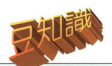
豆知識 〜奇跡の薬、ステロイド〜

第二次世界大戦では、航空機が戦争の主役を担っていた。航空機は、一般的に高く飛ぶほど有利な戦闘行動が可能であったことから、高性能を獲得するための改良が順次加えられていった。一方で、酸素欠乏症に対しては、パイロットの「高空における低酸素条件状態への適応」についても、対策を練る必要があった。酸素ボンベによる対応が施されていたものの、一方で、薬剤投与による酸素欠乏症対策も重要な課題とされていた。そこで、副腎皮質ホルモンがその有力な候補として上げられたのである。二十世紀初頭にアドレナリンが発見されたことを契機として、ホルモンの存在が知られるようになったこともあり、副腎皮質に微量に含まれる物質の生理活性についても、科学者の耳目をひいていた。しかし、微量成分の生理活性を調べることは大変難しかったことから、大量の副腎皮質からまとまった量を抽出することが研究の要となっていた。ホルモンの抽出作業は、大勢の人手を必要とするので、平時ならば、このような抽出作業の遂行は難しかったかもしれないが、副腎皮質ホルモンの研究が戦争遂行に有効と考えたアメリカ政府は、軍事研究として強力に推し進めたのである。

この研究が戦局の推移にどのような影響を及ぼしたのかは定かでないが、やがて戦争も終結し、それと同時に、このプロジェクトに参加したアメリカ人化学者のエドワード・カルビン・ケンドルの手元には、大量のコルチゾン（副腎皮質ホルモンの一つ）が残された。当時、ケンドルは医療施設のメイヨー・クリニックに勤務していたが、そこの関節疾患部門の責任者に、医師のフィリップ・ショウォルター・ヘンチがいた。ヘンチは、これまでの多数の関節リウマチ患者を診てきた経験から、関節リウマチにみられる「寛解と憎悪の繰り返し」は、体内ホルモンの影響によるものではないかと考えていたので、ケンドルに事情を話し、貴重なコルチゾンを少しばかり分けてもらった。そして、重症の関節リウマチ患者にコルチゾンを試してみたのである。すると、奇蹟が起こった。歩けない筈の患者がとことこと歩き出したではないか。コルチゾンのもたらした奇蹟の効果は、瞬く間に全世界に知られるところとなり、糖質コルチコイド（コルチゾン等）は、関節リウマチの特効薬として、広く用いられるようになった。

しかし、糖質コルチコイドを大量に投与すると、悲惨な副作用を招くことが次第に明らかとなり、糖質コルチコイドは、「奇蹟のつるぎ」から「両刃のやいば」へとその評価が急速に転換されることとなった。

…両刃の刃…

4 その他の抗炎症成分

　ステロイド成分は、COX の遺伝子発現を抑えることにより、プロスタグランジンの生成を抑制して抗炎症効果を発揮する。また、解熱鎮痛成分にも、抗炎症効果を発揮するものがある。

　しかし、ステロイド成分や第5章で取り上げた有効成分、さらには第12章で紹介するリゾチーム塩酸塩、セミアルカリプロティナーゼ、ブロメラインの他にも、次のような有効成分が、抗炎症を目的として、一般用医薬品に配合されている。

＜その他の抗炎症成分の配合される薬効群＞

その他の 抗炎症成分	薬効	配合される主な薬効群
グリチルリチン酸	抗炎症	内服アレルギー用薬
グリチルリチン酸二カリウム	抗炎症	かぜ薬 鎮咳去痰薬 口腔咽喉薬 胃の薬 内服アレルギー用薬 鼻炎用点鼻薬 眼科用薬 外皮用薬 歯槽膿漏薬 口内炎用薬
グリチルリチン酸ナトリウム	抗炎症	胃の薬
グリチルリチン酸モノアンモニウム	抗炎症	胃の薬 内服アレルギー用薬 外皮用薬
グリチルレチン酸	抗炎症	外用痔疾用薬 外皮用薬 歯槽膿漏薬 口内炎用薬
トラネキサム酸	抗炎症	かぜ薬 鎮咳去痰薬 口腔咽喉薬 内服アレルギー用薬
ベルベリン硫酸塩	抗炎症	眼科用薬
イプシロン・アミノカプロン酸	抗炎症	眼科用薬
プラノプロフェン	抗炎症	眼科用薬

第 7 章　鎮静成分ってなんだ

第 7 章　鎮静成分ってなんだ
覚醒成分　その他の神経作用成分

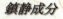

アリルイソプロピルアセチル尿素

ブロモバレリル尿素

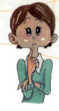

鎮静成分の配合されている一般用医薬品の例

催眠鎮静薬	奥田脳神経薬、ウット　等
乗物酔い防止薬	トランキ錠、エアミットサットF　等
かぜ薬	ノーポS　等
解熱鎮痛薬	エミリーEV、新イスミット錠　等

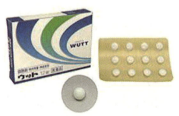
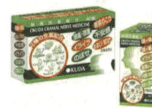
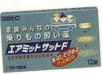
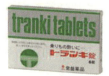

61

1　鎮静ってなんだ

　鎮静って何だろう。鎮静とは、たかぶった心が鎮まり、脳の興奮がおさまることを意味している。心がたかぶると、気持ちが乱れてなにやら不安を感じたりする。

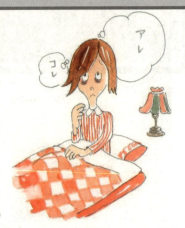

　では、不安とは、一体、どのような状態をいうのであろうか。

　森の中で狼の群れに囲まれると、背筋が凍りつくような思いがする。この場合は、狼という"具体的"な対象によって激しい情動が引き起こされている。このように具体的な"恐ろしい"対象に対して現れる心の高ぶりを"恐怖"といい、不安とは区別して扱われる。

　"恐怖"とは異なり、漠然としていて理由がはっきりとしないものの、「のんびりマンガなんか読んでいてよいのだろうか」とか、「今の仕事に不満はないが、自分の求めているものとは違う気がする」などの思いが湧き起こり、気持ちが落ち着かなくなることがある。このように、自分で妄想して作り上げた"恐れの対象"を恐れるような心のたかぶりが"不安"である。しかし、漠然としたものを恐れる"不安"のような感情があるからこそ、それを克服しようとして、人は研鑽を重ねたり、勉学に励んだりと努力するわけだ。不安とは、実は、ヒトを"万物の長"へと押し上げたとても大切な感情なのである。

　そんな有益な感情である"不安"といえども、度が過ぎると、熟睡できなくなったりして、人は疲れきってしまう。やがては肉体面に悪い影響が及んでくることもある。そこで、このような心のたかぶりを抑えるために用いられる有効成分が鎮静成分である。鎮静成分は、催眠鎮静薬、乗物酔い防止薬の他、かぜ薬や解熱鎮痛薬にも配合されているのだ。

2　鎮静成分の働き

　人間は、脳の"大脳辺縁系"というところで、喜んだり、悲しんだり、怒ったりという感情を作り出している。不安もその1つである。漠然として明確な対象をもたない"不安な気持ち"は、大脳辺縁系が"勝手に想像"して作り出す、まぼろしのような感情なのだ。

　このまぼろしを怖がって、体調を崩すことがあるとは、人間は、なんと繊細な生き物なのであろう。

第 7 章　鎮静成分ってなんだ

　ともあれ、不安な気持ちを軽減するには、どうすればよいのだろうか。それには、大脳辺縁系で作り出される"勝手な想像"を止めさせればよい。不安という情動は、大脳辺縁系の神経細胞の働きが活発になり、興奮することにより引き起こされている。不安な気持ちを鎮めるためには、そう、大脳辺縁系の神経細胞の興奮を抑えてしまえばよいのである。

　ここで、"神経細胞の興奮を抑える"といえば、第 3 章で学んだ「局所麻酔成分」が思いだされる。まずは、神経細胞の機能・構造について、再掲してみよう。

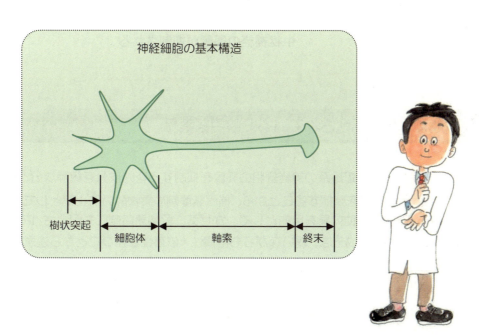

神経細胞内の刺激伝達におけ 3 つの機能

① （樹状突起部分）外部刺激を受けて、内部刺激を生起する機能

② （軸索部分）終末部分に向けて、刺激伝達を行う機能

③ （終末部分）刺激伝達を受けて、神経伝達物質を放出する機能

第 3 章の「局所麻酔成分ってなんだ」で説明したように、神経細胞内の刺激伝達は次の三つの機能より成り立っていることを思い出していただこう。

神経細胞の基本構造

樹状突起　細胞体　軸索　終末

63

局所麻酔成分は、知覚神経と呼ばれる神経細胞の②の軸索部分の"刺激伝達"を抑制することによって、感覚器で得た情報が脳に伝わらないようにしている。その結果、局所での麻酔効果が得られるのだ。

　しかし、本章のターゲットとなる神経細胞は、末梢ではなく、中枢に存在する。中枢神経の興奮を抑えるために、脳に局所麻酔成分を塗ることなんてできないし、注射することも現実的ではない。なにより、中枢の神経細胞は、知覚神経細胞のように、軸索部分が発達していない（長くないということ）ので、軸索の"刺激伝達"を抑制することにそれほどの意味はないのである。

　そこで、鎮静成分の出番となる。鎮静成分は、内服薬に配合されており、消化管吸収されて血中に移行する。そして、脳に移行し、ここでようやくターゲットである"中枢神経"に作用を及ぼすことができる。神経細胞の刺激伝達は、①内部刺激の生起、②軸索部分の刺激伝達、③神経伝達物質の放出、の3つの機能より成り立っている。このうち、鎮静成分は、①の"内部刺激の生起"を抑制することにより、神経細胞の活動を抑え、大脳辺縁系の興奮を鎮めているのだ。

～　鎮静成分は、一体どのように働くのか　～

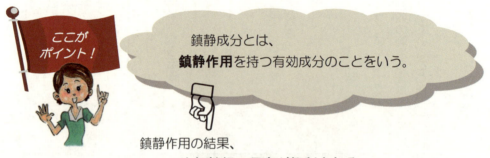

3　鎮静成分が配合されている一般用医薬品

　このように、大脳辺縁系の神経細胞の興奮を抑制する有効成分を鎮静成分といい、催眠効果、鎮暈効果を発揮することから、催眠鎮静剤や乗物酔い防止薬として用いられる。また、鎮痛補助効果を目的として、かぜ薬、解熱鎮痛剤にも配合されている。なお、これらの有効成分は、弱いながらも習慣性・依存性を持つことから注意が必要である。

第 7 章　鎮静成分ってなんだ

鎮静成分	薬効	配合される主な薬効群
ブロモバレリル尿素	催眠	催眠鎮静薬
	鎮暈	乗物酔い防止薬
	鎮痛補助	かぜ薬 解熱鎮痛薬
アリルイソプロピルアセチル尿素	催眠	催眠鎮静薬
	鎮暈	乗物酔い防止薬
	鎮痛補助	かぜ薬 解熱鎮痛薬

4　覚醒成分が配合されている一般用医薬品

　鎮静成分とは反対に、脳に軽い興奮状態を引き起す作用をもつ有効成分を覚醒成分といい、眠気防止薬に配合される。また、脳に軽い興奮を起こさせ、平衡感覚の混乱によるめまいを軽減させること等を目的として、乗物酔い防止薬に、あるいは鎮痛補助効果を目的として、かぜ薬、解熱鎮痛薬にも配合されている。

覚醒成分	薬効	配合される 主な薬効群
カフェイン	覚醒	眠気防止薬
	鎮暈	乗物酔い防止薬
	鎮痛補助	かぜ薬 解熱鎮痛薬
クエン酸カフェイン	鎮暈	乗物酔い防止薬
無水カフェイン	覚醒	眠気防止薬
	鎮暈	乗物酔い防止薬
	鎮痛補助	かぜ薬 解熱鎮痛薬
安息香酸ナトリウムカフェイン	覚醒	眠気防止薬
	鎮痛補助	かぜ薬 解熱鎮痛薬

5 その他の神経作用成分が配合されている一般用医薬品

その他、次のようなものが、神経に作用して薬効を発現する成分として、一般用医薬品に配合されている。

＜その他の神経作用成分の配合される薬効群＞

その他の 神経作用成分	作用の種類	薬効	配合される 主な薬効群
ジプロフィリン	中枢の興奮	鎮暈	乗物酔い防止薬
	気管拡張	鎮咳	鎮咳去痰薬
ジフェニドール塩酸塩	前庭神経の調節	鎮暈	乗物酔い防止薬
メトカルバモール	脊髄反射の抑制	こりの緩和	解熱鎮痛薬

第8章　鎮咳成分ってなんだ

去痰成分

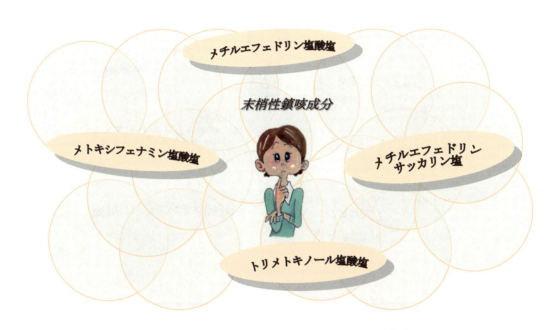

末梢性鎮咳成分の配合されている一般用医薬品の例

かぜ薬	エスタックNT顆粒、ベンザブロックL　等
鎮咳去痰薬	コルゲンコーワ咳止め透明カプセル、エスエスブロン液Z　等

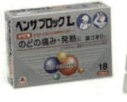

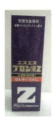

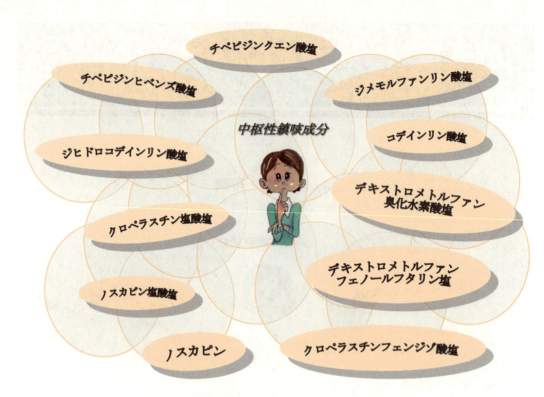

中枢性鎮咳成分
- チペピジンクエン酸塩
- チペピジンヒベンズ酸塩
- ジメモルファンリン酸塩
- ジヒドロコデインリン酸塩
- コデインリン酸塩
- クロペラスチン塩酸塩
- デキストロメトルファン臭化水素酸塩
- デキストロメトルファンフェノールフタリン塩
- ノスカピン塩酸塩
- ノスカピン
- クロペラスチンフェンジゾ酸塩

中枢性鎮咳成分の配合されている一般用医薬品の例

かぜ薬	アルペンFこどもかぜシロップ、アルペンゴールドカプセル 等
鎮咳去痰薬	エスエスブロン錠、ウエルシアこどもせき止めシロップ 等

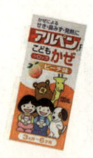
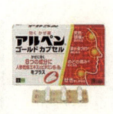
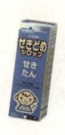
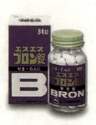

1　咳ってなんだ

　咳って何だろう。かぜのシーズンになると、電車の中で、コホンコホン、ゴホゴホしている人が必ずいる。これは、まわりの人からすればあまり気持ちのいいものではない。しかし、本人にとっても、咳をすること自体がしんどいし、体力の損耗が激しく、やはり不快な現象といえる。でも、この嫌な咳、本当はとても大事な役割を果たしているのだ。

　空気中は細かなホコリで一杯だから、**気道**（鼻、喉、気管、気管支、肺にかけての空気の通り道のこと）の内壁には、常に、チリやホコリ、つまり異物にさらされた状態にある。しかし、体内の奥深くに入り込んだ塵や埃を、指で掻き出すことなんてできない。そこで、気道にはこれらの異物を排除する2つの仕組みが備わっている。

　1つは、**線毛運動**と呼ばれる仕組みである。気道は、上気道（鼻腔→咽頭→喉頭）と下気道（気管→気管支→肺）に分けられるが、その**下気道**の内壁には"線毛"が密生しており、その線毛の動きによって、分泌物に絡めとられた異物が、上へ上へと掃き出される。そして、気管と消化管が合流する付近で、唾とともに飲み下されて処理されているのだ。

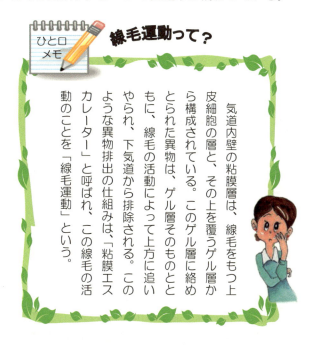

ひとロメモ　線毛運動って？

気道内壁の粘膜層は、線毛をもつ上皮細胞の層と、その上を覆うゲル層から構成されている。このゲル層に絡めとられた異物は、ゲル層そのものとともに、線毛の活動によって上方に追いやられ、下気道から排除される。このような異物排出の仕組みは、「粘膜エスカレーター」と呼ばれ、この線毛の活動のことを「線毛運動」という。

　そして、もう1つの異物を排除する仕組みが、実は"咳"だ。下気道にやっかいな異物が入り込み、延髄にある**咳嗽中枢**（がいそう）に、「異物が入りこんだぞ！」という情報、つまり知覚神経からの刺激が伝達されると、咳嗽中枢から身体の各所に向けて指令が下される。そして、各種筋肉が連動して一気に収縮し、爆発でもしたかのように息が吐き出される。その"爆発的な呼気"、それが咳である。爆発的な呼気が、**下気道**に付着した異物を体外に吹き飛ばしているのである。つまり、咳は、気道に入り込んだ異物を体外に排出するための"生体防御反応"の1つといえるのだ。なお、**上気道**に付着した異物、主に鼻腔に入り込んだ異物を排出するために起こる"爆発的な呼気"については、くしゃみと呼ばれる。

咳は、大切な生体防御反応と位置づけられることは分かったが、そうはいっても咳が止まらないと本当に苦しい。咳を引き起こすためには、膨大なエネルギーを要するから、咳が止まらないとかなりの体力を消耗することになる。

そこで、このような咳を鎮め、体力の損耗を防ぐために用いられる有効成分が、鎮咳成分である。もっとも、炎症、喘息などが咳の原因である場合には、安易に咳を抑えこむと、かえって病態の悪化を招くおそれがあるので注意して欲しい。

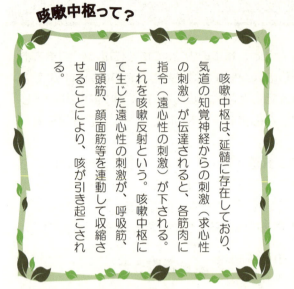

咳嗽中枢って？

咳嗽中枢は、延髄に存在しており、気道の知覚神経からの刺激（求心性の刺激）が伝達されると、各筋肉に指令（遠心性の刺激）が下される。これを咳嗽反射という。咳嗽中枢にて生じた遠心性の刺激が、呼吸筋、咽頭筋、顔面筋等を連動して収縮させることにより、咳が引き起こされる。

2　鎮咳成分の働き

　鎮咳(ちんがい)成分は、大きく"末梢性鎮咳成分"と"中枢性鎮咳成分"とに分けることができる。末梢性鎮咳成分は、気管支拡張成分とも呼ばれるが、気管や気管支に直接作用して鎮咳効果を発揮するタイプの有効成分である。末梢性鎮咳成分が気管や気管支の平滑筋に存在するアドレナリン受容体と結合すると、平滑筋が弛緩し、気管や気管支の拡張作用が現れる。この拡張作用により、気道が十分に押し拡げられ、空気の通りがよくなることによって、鎮咳効果を得ることができるのだ。

　ここで、"アドレナリン受容体と結合すると"というフレーズが出てきたのでよく思い出して欲しい。第1章の「アドレナリン作動成分ってなんだ」でしばしば出会ったあのフレーズである。そう、"末梢性鎮咳成分"とは、実はあの"アドレナリン作動成分"のことなのだ。末梢性鎮咳成分には、エフェドリン系の有効成分が用いられ、かぜ薬や鎮咳去痰薬に配合されている。

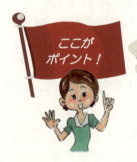

末梢性鎮咳成分とは、アドレナリン作動作用をもつ有効成分である。

末梢性の鎮咳作用の結果、
平滑筋が弛緩し、気道が拡張する

一方の中枢性鎮咳成分は、中枢の神経細胞の興奮を抑えることにより、鎮咳効果を発揮するタイプの有効成分である。

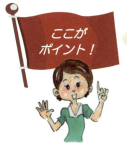

中枢性鎮咳成分とは、中枢神経の興奮を抑える有効成分である。

中枢性の鎮咳作用の結果、**咳嗽中枢の興奮が抑制される**

さて、ここでも"中枢神経の興奮を抑える"という見慣れたフレーズが出てきた。そう、第7章の「鎮静成分ってなんだ」で出てきたあのフレーズである。鎮静成分は、脳（大脳辺縁系）の神経細胞の興奮を抑えることによって鎮静作用を発現することを学んできたが、本章の中枢性鎮咳成分は、脳の延髄のうち、咳嗽中枢の神経細胞の興奮を抑えることにより鎮咳作用を発現するのだ。

では、中枢性鎮咳成分は、中枢神経の一体どの部分に作用することにより、鎮咳効果を発揮するのだろうか。

まずは、神経細胞に興奮をもたらす3つの機能について、もう一度復習しよう。

神経細胞内の刺激伝達の仕組みは、第3章や第7章で説明したように、右の3つの機能より成り立っている。

① 外部の刺激を受けて、内部刺激を生起する機能（樹状突起部分）
② 終末部分に向けて、刺激伝達を行う機能（軸索部分）
③ 刺激伝達を受けて、神経伝達物質を放出する機能（終末部分）

この3つの機能のうち、鎮咳成分は、①の「内部刺激の生起」を抑え、さらに、③の「神経伝達物質の放出」を抑えることによって、中枢神経の興奮を抑制しているのだ。

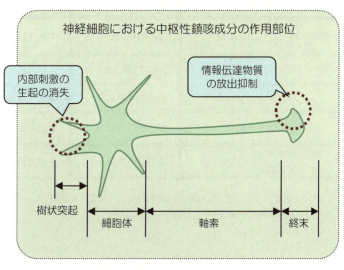

神経細胞における中枢性鎮咳成分の作用部位

内部刺激の生起の消失

情報伝達物質の放出抑制

樹状突起　細胞体　軸索　終末

71

3 鎮咳成分が配合されている一般用医薬品

　末梢性鎮咳成分や中枢性鎮咳成分は、鎮咳効果を目的として、一般用医薬品に配合されている。なお、中枢性鎮咳成分には、"麻薬性"に区分される有効成分が含まれている。麻薬性鎮咳成分は、アヘンの含有成分やその誘導体であり、弱いながらも依存性・習慣性があるので、注意する必要がある。

＜鎮咳成分の配合される薬効群＞

鎮咳成分	作用の種類	薬効	配合される主な薬効群	備考
メチルエフェドリン塩酸塩	気管支拡張	末梢性鎮咳	かぜ薬 鎮咳去痰薬	P17 参照
メチルエフェドリンサッカリン塩	気管支拡張	末梢性鎮咳	かぜ薬 鎮咳去痰薬	P17 参照
トリメトキノール塩酸塩	気管支拡張	末梢性鎮咳	鎮咳去痰薬	
メトキシフェナミン塩酸塩	気管支拡張	末梢性鎮咳	鎮咳去痰薬	
コデインリン酸塩	咳嗽中枢の抑制	中枢性鎮咳	かぜ薬 鎮咳去痰薬	麻薬性
ジヒドロコデインリン酸塩	咳嗽中枢の抑制	中枢性鎮咳	かぜ薬 鎮咳去痰薬	麻薬性
デキストロメトルファン臭化水素酸塩	咳嗽中枢の抑制	中枢性鎮咳	かぜ薬 鎮咳去痰薬	非麻薬性
デキストロメトルファンフェノールフタリン塩	咳嗽中枢の抑制	中枢性鎮咳	鎮咳去痰薬	非麻薬性
ノスカピン	咳嗽中枢の抑制	中枢性鎮咳	かぜ薬 鎮咳去痰薬	非麻薬性
ノスカピン塩酸塩	咳嗽中枢の抑制	中枢性鎮咳	鎮咳去痰薬	非麻薬性
チペピジンヒベンズ酸塩	咳嗽中枢の抑制	中枢性鎮咳	かぜ薬 鎮咳去痰薬	非麻薬性
チペピジンクエン酸塩	咳嗽中枢の抑制	中枢性鎮咳	鎮咳去痰薬	非麻薬性
ジメモルファンリン酸塩	咳嗽中枢の抑制	中枢性鎮咳	鎮咳去痰薬	非麻薬性
クロペラスチン塩酸塩	咳嗽中枢の抑制	中枢性鎮咳	かぜ薬 鎮咳去痰薬	非麻薬性
クロペラスチンフェンジゾ酸塩	咳嗽中枢の抑制	中枢性鎮咳	鎮咳去痰薬	非麻薬性

　☆　リン酸コデインなどの麻薬性鎮咳成分は、"麻薬"であるが、一般用医薬品では"家庭麻薬"として、その含有率の低いものの配合が認められている。

第 8 章　鎮咳成分ってなんだ

4　去痰成分が配合されている一般用医薬品

　かぜ薬や鎮咳去痰薬（ちんがいきょたん）には、鎮咳成分とともに、去痰成分も含まれている。
　去痰成分とは、気道粘膜からの粘液の分泌を促し、あるいは痰の粘り気を減少させる等の作用により、痰の切れをよくすることを目的とした有効成分のことであり、次のような一般用医薬品に配合されている。

＜去痰成分の配合される薬効群＞

去痰成分	作用の種類	薬効	配合される主な薬効群
グアイフェネシン	粘液分泌の促進	去痰	かぜ薬 鎮咳去痰薬
グアヤコールスルホン酸カリウム	粘液分泌の促進	去痰	かぜ薬 鎮咳去痰薬
クレゾールスルホン酸カリウム	粘液分泌の促進	去痰	鎮咳去痰薬
エチルシステイン塩酸塩	粘性タンパク質の溶解・低分子化	去痰	かぜ薬 鎮咳去痰薬
メチルシステイン塩酸塩	粘性タンパク質の溶解・低分子化	去痰	鎮咳去痰薬
カルボシステイン	粘性タンパク質の溶解・低分子化 粘液成分の含量比の調整	去痰	鎮咳去痰薬
ブロムヘキシン塩酸塩	粘液分泌の促進 粘性タンパク質の溶解・低分子化 線毛運動の促進	去痰	かぜ薬 鎮咳去痰薬

第9章　強心成分ってなんだ

減負荷成分（利尿成分　血管拡張成分）

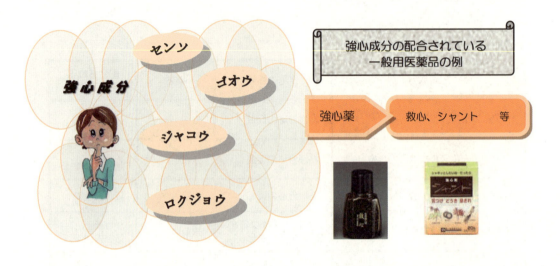

1　強心ってなんだ

　強心って何だろう。胸に手をあてると鼓動を感じる。マラソンをしていると胸がバクバクする。もちろんこれらは、心臓の拍動がもたらす現象である。血液は、体中を巡って、酸素と栄養分を供給し、一方で、二酸化炭素や老廃物を運び去るなど、多くの重要な役割を果たしている。しかし、血液が血管の中を流れていないことには、これらの働きが行われることはない。血流がないと、生命を維持することはできず、人は死んでしまうのである。
　この血流をつくる役割を担う器官が心臓である。心臓は、生まれてから死ぬまで、胸の中で休むことなく、ずっと鼓動を刻み続けている。
　心臓に休息は許されないのだ。

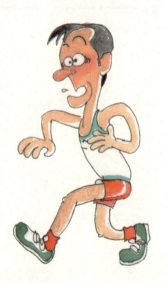

心臓の構造

心臓は、心筋と呼ばれる筋肉でできている。心筋は、"特殊心筋"と"心筋"の2つに大別することができる。

特殊心筋は、ペースメーカーのように"電気信号"を発生させ、その信号を心臓各所に伝達する役割を担っている。

一方の心筋は、特殊心筋で生み出された電気信号を受けて、拍動（収縮と弛緩）を繰り返している。心筋が収縮したときは血液を送り出し、心筋が弛緩したときは心臓内に血液を収納し、これを永遠に繰り返すことにより血流を作り出している。

したがって、心臓は、手足の筋肉や消化管・血管の筋肉とは異なって、脳からの指令によることなく、トックントックンと安定した鼓動を刻むことが可能となっている。このように自前で興奮刺激を生み出して、拍動することを"心臓の自動性"と呼んでいる。

では、このような機能をもつ心臓の構造を見てみよう。心臓は、大きく分けて4つの部屋から構成されている。

心臓の4つの部屋

右心房：二酸化炭素を受け取って戻ってきた血液を受け入れ、右心室に送り出す部屋	左心房：酸素を受け取って戻ってきた血液を受け入れ左心室に送り出す部屋
右心室：右心房から血液を受け取り、肺に送り出す部屋	左心室：左心房から血液を受け取り、体全体に送り出す部屋

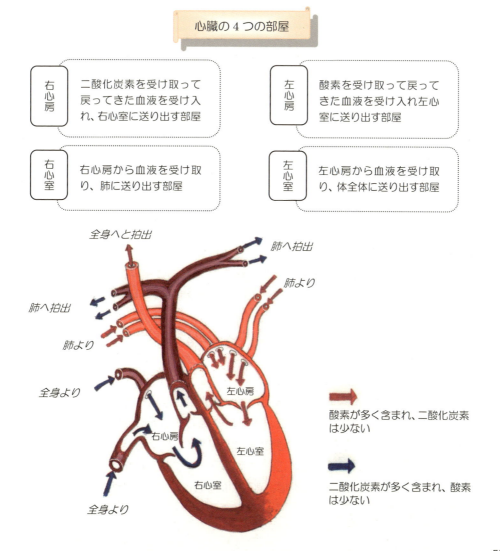

特殊心筋で生み出された電気信号は、これら4つの部屋に時間をずらしながら伝えられ、各部屋を構成する心筋を収縮させている。例えば、左心房から血液が送り込まれる前に、左心室が収縮したとすると、"空打ち"のようになってしまい、血液は送ることができなくなる。4つの部屋が連携を保って収縮したり、弛緩したりしているからこそ血流を作り出すことができているわけだ。

　何らかの原因で心臓の働きが弱まると、血液の拍出がうまくできなくなる。その結果、血液の流れが滞って、酸欠を起こし、動悸や息切れ、あるいは失神等の危険な症状が現れることになる。この弱まった心臓を蘇らせる働きが、"強心"と呼ばれている。

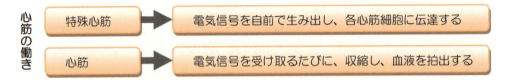

2　強心成分の働き

　心臓は、自動性をもち、自ら電気信号を生み出して、「トックントックンと"安定した"鼓動を刻むことができる」ということは既に説明した。では、心臓は脳の指令を受け付けることはないのだろうか。

　結論からいえば、脳の指令もちゃんと受け取っているのである。マラソンなどのスポーツをしていると、心臓がバクバクし、今にも破裂するのではないかと思ってしまう。運動中は、身体が普段よりたくさんの酸素を要求してくる。そこで、心臓がいつもより力強く、短いインターバルで拍動することにより、大量の血液を送り出し、膨大な酸素需要を満たそうとしているのだ。

　つまり、運動中はもちろんのこと、闘争中や逃走中においても、"安定した"状態の鼓動では、必要とする酸素を賄うことなんてとてもできない。こういう場合には、心臓の自動性による「トックントックン」ではとても間に合うものではない。そこで、脳が心臓に指令を与えることにより、「ドッドッドッドッ」という激しい心拍を実現しているのだ。この場合、脳の指令を心臓に伝える役割を果たしているのが交感神経系である。そう、第1章の「アドレナリン作動成分ってなんだ」で登場した、あの交感神経系だ。交感神経系が心臓にノルアドレナリンのシャワーを浴びせているのだ。

　ノルアドレナリンは、特殊心筋に作用して、その電気信号を生み出すインターバルを短くし、心拍数を増加させる。また、心筋に作用して、その収縮力を強くして血液の拍出量を高めている。もちろん、副腎髄質から放出されたアドレナリンやノルアドレナリンも同様の働きをしている。このようなアドレナリン刺激を受けた心臓は、ターボチャージャー付きのエンジンのようにフル回転し、大量の血液を全身に送り出すことができるのである。

つまり、体内では、心臓の自動性が鼓動を刻み、アドレナリンやノルアドレナリンが"鼓動の増強"を担っているといえる。このように、鼓動の増強を目的として使用する有効成分が強心成分といえる。

強心成分は、心筋の収縮力の増強に寄与し、弱った心臓の働きを活発なものとする作用をそなえているのだ。

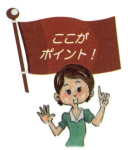

強心成分とは、**強心作用**を持つ有効成分のことをいう。

強心作用の結果、
心筋の収縮力が増強する

3　強心成分が配合されている一般用医薬品

強心成分は、心臓機能の増強を目的としており、一般用医薬品では生薬成分のセンソやジャコウ、ゴオウ、ロクジョウ等が配合されている。

強心成分	薬効	配合される主な薬効群
センソ（蟾酥）	強心	強心薬
	（局所麻酔）	(注)噛むと舌が麻痺する
ジャコウ（麝香）	強心 呼吸機能の向上 鎮静 血行促進	強心薬 小児鎮静薬
ゴオウ（牛黄）	強心 解熱 血圧降下 鎮静 血行促進	強心薬 解熱鎮痛薬 小児鎮静薬 滋養強壮薬
ロクジョウ（鹿茸）	強心 強壮 血行促進	強心薬 滋養強壮薬
ユビデカレノン（コエンザイムQ10）	血行促進	循環器用薬

生薬成分　一口メモ

ヒキガエル科のシナヒキガエル等の毒腺の分泌物を集めたものを基原とする生薬。微量で強心作用を示す。皮膚や粘膜に触れると局所麻酔作用を示すため、噛み砕いて服用すると、舌が麻痺することがある。

シカ科のジャコウジカ等の雄のジャコウ腺分泌物を基原とする生薬。強心作用のほか、呼吸中枢を刺激して呼吸機能を高めたり、意識をはっきりさせる、緊張や興奮を鎮める、血液の循環を促す等の作用が期待される。

ロクジョウ（鹿茸）

シカ科のマンシュウアカジカ又はマンシュウジカの雄の幼角を基原とする生薬。強心作用のほか、強壮、血行促進等の作用が期待される。

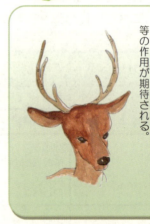

ゴオウ（牛黄）

ウシ科ウシの胆嚢中に生じた結石を基原とする生薬。強心作用のほか、末梢血管の拡張による血圧降下、緊張や興奮を鎮める、血液の循環を促す、解熱等の作用が期待される。

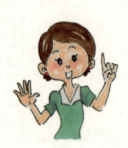

4 減負荷成分が配合されている一般用医薬品

　強心成分は、心筋の収縮力を高めることにより、心臓の送血機能を増強するものである。しかし、見方を変えれば、弱った心臓を無理矢理動かしているともいうことができ、心臓自体の機能維持・回復に有効であるかどうかは別の問題といえよう。
　一方、強心成分とは異なり、心臓にかかる"負荷"を軽減することによって、弱った心臓を助ける働きをする成分がある。これは、減負荷成分と呼ばれている。

1) 利尿成分

　一体、どのようにすれば、心臓にかかる負荷を軽減することができるのであろうか。1 つの手段として、心血管系を流れる血液の総量（循環血液量のこと）、すなわち体内の水分量を減らしてしまえばよいのである。血液の絶対量が減少すれば、心臓にかかる負担が減少するという理屈である。体内の水分量を減らすための最も有効な方法、それは利尿（尿の通じをよくすること）により水分の体外排出を促すことである。

＜利尿成分＞

利尿成分	作用の種類	配合される主な薬効群
苓桂朮甘湯（りょうけいじゅつかんとう）	利尿	（漢方処方製剤）

苓桂朮甘湯

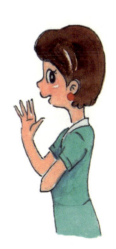

利尿作用をもつ一般用医薬品には、漢方処方製剤の苓桂朮甘湯（りょうけいじゅつかんとう）がある。

体力中等度以下で、めまい、ふらつきがあり、ときにのぼせや動悸があるものの立ちくらみ、めまい、頭痛、耳鳴り、動悸、息切れ、神経症、神経過敏に適すとされる。

2）血管拡張成分

　減負荷効果を示すものとして、利尿成分の他に、血管拡張成分がある。血管が拡張してその容量が増加すれば、相対的に血液量が減少し、心臓にかかる負担が減少するという理屈である。もっとも一般用医薬品の場合、血管拡張成分は、心臓の薬としてではなく、血行促進効果を期待して用いられている。

＜血管拡張成分が配合されている薬効群＞

血管拡張成分	作用の種類	配合される主な薬効群
ヘプロニカート	血管拡張	循環器用薬
イノシトールヘキサニコチネート	血管拡張	循環器用薬

第10章　高コレステロール改善成分ってなんだ

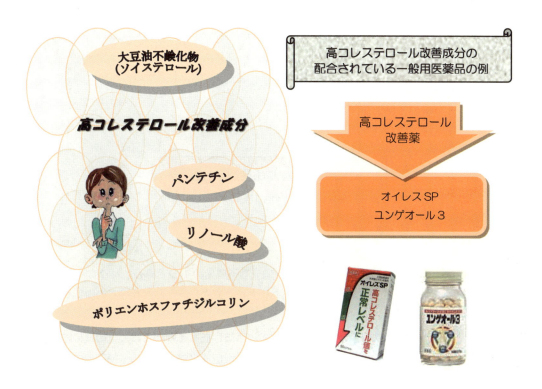

1　コレステロールってなんだ

　コレステロールって何だろう。テレビや新聞を見ていると、コレステロールは、"悪者"で"親のカタキ"のように扱われていることが多い。そして、そのようなコレステロールが、卵にも肉にも魚にも、たくさん含まれているらしい。これらの食品を食べると体に悪いような気もしてくるが、果たして大丈夫なのだろうか。

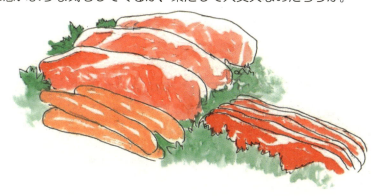

あたりまえのことだが、コレステロールは"毒"ではない。人の三大栄養素といえば、糖、タンパク質、脂肪であるが、コレステロールは、この三大栄養素の1つに挙げられる脂肪の一種なのだ。コレステロールは、通常、体の中に100gから150gくらい存在するらしい。

実は、コレステロールは、体内でとても**重要な役割**を果たしており、貴重な成分として、**特別の扱い**を受けているのだ。

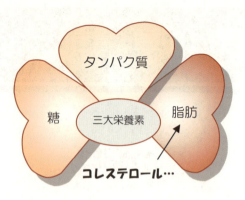

コレステロールの重要な役割

第一の役割

コレステロールは、細胞の「細胞膜」を構成する成分の1つである。人の体は約60兆個の細胞から出来ており、皮膚も筋肉も骨も胃や腸も、ほとんどすべての臓器や器官・組織は細胞が集まったものといえる。

細胞膜は、それらの細胞の中身を包みこむように存在する膜のことで、細胞の内外を隔てる隔壁の役割を持つ。また、ホルモンや神経伝達物質と結合し、細胞の内側に向けて外の情報を送り込む"受容体"の設置場所ともなっている。

第二の役割

副腎皮質ホルモンである鉱質コルチコイド（体液中の電解質バランスを制御するホルモン）、糖質コルチコイド（糖新生の促進などに働くホルモン）、副腎アンドロゲン（男性ホルモンの一つ）は、コレステロールから作り出されている。

第三の役割

コレステロールが肝臓で代謝されて、胆汁酸が合成される。胆汁酸は、胆汁を構成する主要な成分で、食物中の脂肪分を乳化して懸濁状態にする働きを行い、脂肪分の円滑な消化・吸収に重要な役割を果たしている。

> **コレステロールの受ける特別の扱い**

コレステロールは、胆汁酸に代謝され、胆汁成分として消化管内に排出されるものの、小腸で、そのほとんどが再吸収されて肝臓に回収されている。このように、コレステロール系の物質である胆汁酸は、体内と体外（消化管内のこと）を循環するように移動している。なお、このような循環経路は"腸肝循環"と呼ばれる。

コレステロールは、有用な物質で、その生合成には莫大なエネルギーを必要とすることから、何度でも回収され、何回も再利用されているのだ。

2 コレステロールは、どんな悪さをするのか

しかしながら、そんなに重要な役割を担うコレステロールが、人の身体に悪い影響を及ぼすことがあるという。どんな悪さをするのだろう。

例えば、血清コレステロール値が高いと健康によくないらしく、統計上、狭心症や心筋梗塞等のリスクが高くなることが示されているそうだ。一方で、血清コレステロール値が改善されると、それらの疾患リスクも低減するらしい。

1） コレステロールとリポタンパク質

コレステロールは、脂溶性の物質、つまり油に溶ける性質を持った物質であるため、水性の血液にはそのままで溶け込むことができない。コレステロールが体内でその役割を果たすためには、血流に乗って体内各所に運ばれる必要があるが、血流という川の流れに乗らないことにはどうにもならない。そこで、コレステロールは、血液中のタンパク質と結びついて、"リポタンパク質"という球状の物質を構成し、血液中に懸濁した状態で存在している。リポタンパク質の構成成分となることによって、コレステロールは、血流に乗り、体中の組織に運ばれてゆくのだ。

さて、そのリポタンパク質は、その比重の大きさによって、カイロミクロン、VLDL、IDL、LDL、HDLに分類されている。これらのうち、LDL（低比重リポタンパク質）とHDL（高比重リポタンパク質）が、コレステロール輸送に主体的な役割を果たすことになる。

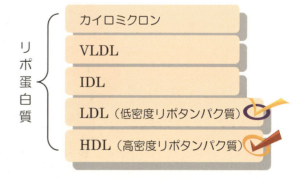

2） LDLとHDL、悪玉コレステロールと善玉コレステロール

　LDLは、肝臓のコレステロールを末梢組織に運搬する働きを行う。つまり、コレステロールを体の隅々に運ぶという大変重要な役割を担っているわけだ。一方、HDLは、末梢組織に溜まっているコレステロールを抜き取り、肝臓に運ぶ働きを行う。つまり、コレステロールを肝臓に回収する役割を担っているといえる。このLDL、HDLの両者がバランスよく活躍することにより、コレステロールが効率的に利用されるような仕組みになっているのだ。

　では、両者のバランスが崩れて、血液中のLDLが多く、HDLが少ない状態になったらどうなるのだろうか。そうなると、末梢組織にコレステロールが溜まり、血管壁にこびりついた状態になってしまう。動脈血管が弾力性に富んでいれば、血液循環も良好で、心臓や脳、筋肉などの組織へと、酸素や栄養分の供給が順調に行われる。だが、動脈にコレステロールが過剰にこびりつくと、次第に動脈は弾力性を失い、固く、もろくなってしまう。これが、動脈硬化と呼ばれる状態である。また、コレステロールが溜まった部分の血管壁では、血栓（血の固まり）が形成されやすくなり、そのために血管がつまってしまうこともあり、心筋梗塞や脳梗塞になる危険性が大きくなる。

　つまり、LDLは、本当は重要な役割をもつ有用な物質であるのだが、末梢組織に過剰に存在すると、虚血性の疾患（狭心症、動脈硬化、脳梗塞など）を引き起こす原因となってしまうのだ。それゆえ、LDLに含まれるコレステロールが"悪玉コレステロール"と名指しされているのである。一方で、HDLは、末梢の余分なコレステロールの回収に働き、LDLとは逆の役割を持つ。ゆえに、HDLに含まれるコレステロールは、"善玉コレステロール"と呼ばれている。

　そのため、悪玉コレステロールを減少させ、善玉コレステロールを増加させる働きを行う物質が、虚血性の疾患に対して有効とされているのである。

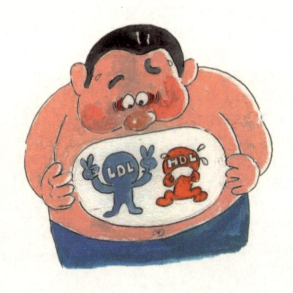

3 高コレステロール改善成分の働き

では、高コレステロール改善成分は、一体どのような働きを期待して、一般用医薬品の高コレステロール改善薬に配合されているのであろう。

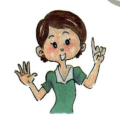

高コレステロール改善成分とは、
血清コレステロール値の改善作用を持つ
有効成分のことをいう。

血清コレステロール値の改善作用とは、

① コレステロールの消化管吸収を抑制する
② LDL を減少させ、HDL の増加をもたらす

コレステロールは、多かれ少なかれ、すべての動物性食品（牛肉、マグロ、イクラ等）に含まれているが、植物性食品（大豆、米、トウモロコシ）には、全く含まれていない。その代わり、大豆などの植物性食品には**植物ステロール**が含まれている。植物ステロールは、コレステロールとよく似た構造をしているので、コレステロールと同様のメカニズムの下で消化管吸収が行われる。消化管吸収される時に、植物ステロールとコレステロールのどちらが吸収されるのかは、競合（拮抗）する関係にあるのだ。

植物ステロールとコレステロールを一緒に食べるとどういうことが起こるのだろう。コレステロールは、消化管内で、胆汁酸の小さなミセル（油滴のこと）に入り込もうとする。同様に植物ステロールもミセルに入り込もうとする。植物ステロールのせいで、ミセルに入り込めなかったコレステロールは、消化管吸収されないことから、そのまま体外へと排出されることになる。つまり、コレステロールの吸収率を低下させることによって、血清コレステロール値の低減を目指した有効成分が、高コレステロール改善成分の1つとして利用されているのだ。

また、コレステロールの吸収抑制を意図した有効成分以外にも、LDL を減少させて HDL の増加をもたらすという有効成分もあり、これらについても、一般用医薬品の高コレステロール改善薬に用いられている。

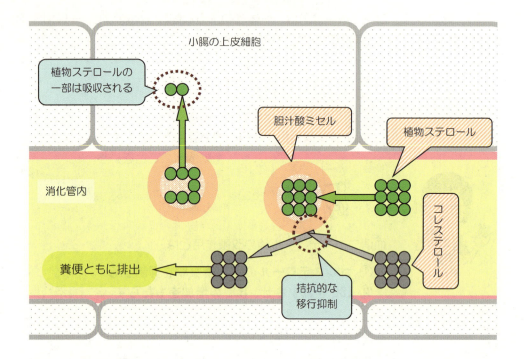

植物ステロールって？

植物ステロールは、植物細胞の細胞膜を構成する成分で、β-シトステロール、スチグマステロール、カンペステロール等がある。

昆虫は、「24位の炭素鎖」を切断する酵素をもつので、植物ステロールをコレステロールに変換することができる。しかし、哺乳類は、この酵素をもっていないので、植物ステロールをコレステロールに変換し、利用することができないのだ。

第10章　高コレステロール改善成分ってなんだ

4　高コレステロール改善成分が配合されている一般用医薬品

　高コレステロール状態を改善する作用を示す有効成分は、高コレステロール改善成分と呼ばれ、高コレステロール改善薬に配合されている。

高コレステロール改善成分	作用の種類	配合される主な薬効群
大豆油不鹸化物 （ソイステロール）	コレステロールの 腸管吸収の抑制	高コレステロール改善薬
リノール酸	コレステロールの 代謝促進	高コレステロール改善薬
ポリエンホスファチジルコリン	コレステロールの 代謝促進	高コレステロール改善薬
パンテチン	LDLの異化促進* HDLの産生促進	高コレステロール改善薬

＊「LDLの異化促進」とは、コレステロールから胆汁酸への代謝を促すことをいう。

もっと詳しく！　〜医療用医薬品の高コレステロール改善成分〜

　一般用医薬品の高コレステロール改善薬には、コレステロールの消化管吸収を抑える有効成分や、LDLを減少させてHDLの増加をもたらす有効成分が用いられている。一方、医療用医薬品では、これらの有効成分に加え、「コレステロールの生合成を抑える」タイプの有効成分が用いられている。

　コレステロールは、食事から摂取する以外にも、肝臓で盛んに生合成が行われているが、「コレステロールの生合成を抑える」タイプの成分は、この生合成代謝を抑制することにより、血清コレステロール値の改善効果を狙っているのだ。

　この成分は、プラバスタチンやシンバスタチン、アトルバスタチンに代表され、「スタチン系薬剤」と総称されている。スタチン系薬剤は、強力な（従来の薬剤の2倍程度の）血清コレステロール値の低下作用を示すことから、一九八七年の登場以来、医療の現場で、有力な高コレステロール改善薬として用いられている。

87

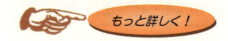
もっと詳しく！　〜コレステロール悪役説は、統計解析が決めた〜

コレステロールが悪役とされた統計解析

　20世紀中頃のアメリカ社会では、実に死因の40%を虚血性心疾患が占めていた。当然ながら深刻な社会問題となり、その原因究明や治療法の研究が精力的に行われるようになった。1948年、フラミングハムで疫学調査が始められ、このFHS（Framingham Heart Study）で得られたデータの解析により、高コレステロール血症と虚血性心疾患の関連性が初めて指摘され、以来、コレステロールは悪役となった。

コレステロール値の指標を決めた統計解析

　1973〜1975年に、アメリカで大規模臨床試験MRFIT（Multiple Risk Factor Intervention Trial）が行われた。そのデータを解析した結果、血清総コレステロール値が200mg/dLを超えると、急激に心筋梗塞の発症率が上昇すること示された。以来、200mg/dL値が、脂質異常症（高脂血症）治療における重要な指標値と扱われるようになった。

コレステロール値の改善が有効であることを示した統計解析

　1984年に発表された臨床試験LRC-CPPT（Lipid Research Clinic Coronary Primary Prevention Trial）の結果、コレスチラミン（陰イオン交換樹脂系の抗高脂血症薬）により得られる血清LDLコレステロール値の低下作用は、Ⅱ型高脂血症患者の虚血性心疾患の発症率を低下させ、優れた治療効果を発揮することを示していた。以降、血清コレステロール値の改善作用をもつ物質が、高コレステロール改善薬として用いられるようになった。

コレステロールの濡れ衣をはらした（？）統計解析

　1990年代の後半に、1948年のFHSデータの「再」解析が行われた。その結果、内臓肥満や高脂血症、高血糖や高血圧、喫煙習慣などのようなリスクファクターの合併数が多いほど、虚血性の疾患を高率に発症することが明らかとなった。一方で、高コレステロール血症単独の要因での発症率は、それほど高いとはいえないことが判明した。

第 11 章　抗凝血成分ってなんだ

凝血成分　血管強化成分

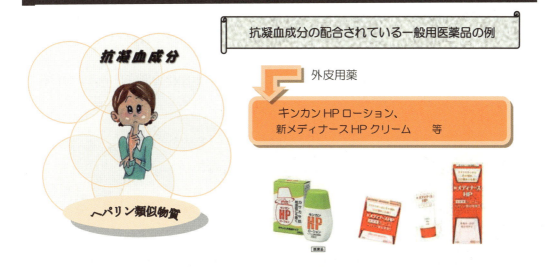

1　凝血ってなんだ

　凝血って何だろう。血液は、血管の中を流れ、酸素や栄養分を体のすみずみにまで運ぶという、とても大切な役割を果たしている。当然ながら血管は、血液が漏れてしまわないようにつくられている。しかし、すべての血管が十分な強度をもっているわけではない。軽い衝撃や血圧上昇が原因で、しばしば血管が破断してしまうことだってある。いわば、小さな内出血は日常的に起こっているともいえるのだ。

　出血が生じた際には、すみやかに止血がなされなくてはならない。そうでなくては、血管の中の血液が不足し、身体各所の細胞・組織に酸素や栄養分が行き渡らなくなってしまう。あるいは、漏出した血液が器官・組織を圧迫し、正常な機能を損ねてしまうからである。身体の機能が受ける障害が大きければ、死んでしまうことにもなりかねない。

　このような事態を防ぐために、血液には"固まる性質"が備わっている。血液は、血管の損傷面に触れたり、血管外に漏出したりすると固まってしまうのである。血液が固まってできた、この"塊"が血管の破断箇所を塞ぎ、出血を食い止める役割を果たすことになる。

　つまり、凝血とは、血が固まる現象"血液凝固"を意味しているのだ。

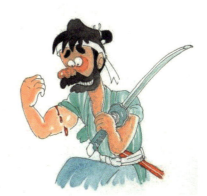

2　抗凝血成分の働き

　このように血液は、損傷した血管に触れると凝血しようとする性質をそなえている。凝血作用自体はとても有益な反応といえるが、しばしばやっかいな問題を引き起こすことがある。凝固血栓（血液が凝固してできたもの）が血管を閉塞してしまうことによって、血行が悪くなったり、血液がせき止められて、下流側の細胞・組織が壊死してしまう場合があるのだ。

　そこで、抗凝血成分の出番となる。抗凝血成分は、凝固血栓の形成を抑え、血行を良くする働きをもっている。

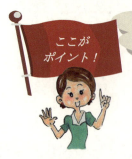

抗凝血成分とは、**血液凝固を抑制する**有効成分のことをいう。

血液凝固を抑制すると、凝固血栓の形成が抑制され、**血行促進効果**を得ることができる。

凝固血栓の形成メカニズム

　血液の"固まる性質"は、血液中に含まれる種々の凝固因子の働きによるものである。しかし、これらの凝固因子は、普段は活性をもたない状態で血中に存在している。しかし、血管が損傷し、血管壁に埋もれていた"組織因子（糖タンパク質の一種）"が血液中に遊離すると、ドミノ倒しのような各凝固因子の活性化が始まる。この連鎖的な活性化の最後のドミノが、フィブリノーゲンである。フィブリノーゲンが活性化されると**フィブリン**となり、これが"フィブリン網"をつくりあげて、凝固血栓を形成するのだ。

フィブリンって？

　フィブリンは、フィブリノーゲン（第Ⅰ因子）が活性化したもので、第Ⅰa因子ともいう。トロンビン（第Ⅱa因子）の作用により、フィブリノーゲンから、フィブリンへと変換される。フィブリンの出現後、フィブリン同士が結合し、絡み合ってフィブリン網を形成する。さらに、赤血球等を取り込んでいくことによって、強固な凝固血栓が構築される。

第 11 章 抗凝血成分ってなんだ

抗凝血成分の作用メカニズム

凝固血栓の形成には、ドミノ倒しのような種々の凝固因子の活性化が必要となる。これら活性化された各凝固因子に対して、不活性化に作用する物質が、抗凝血成分のヘパリン類似物質である。ヘパリン類似物質は、主にトロンビン（凝固因子の1つ）の作用を抑えることにより、血液凝固を阻止している。

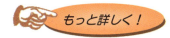

～各凝固因子の連鎖的活性化と抗凝血成分（ヘパリン類似物質）の作用点～

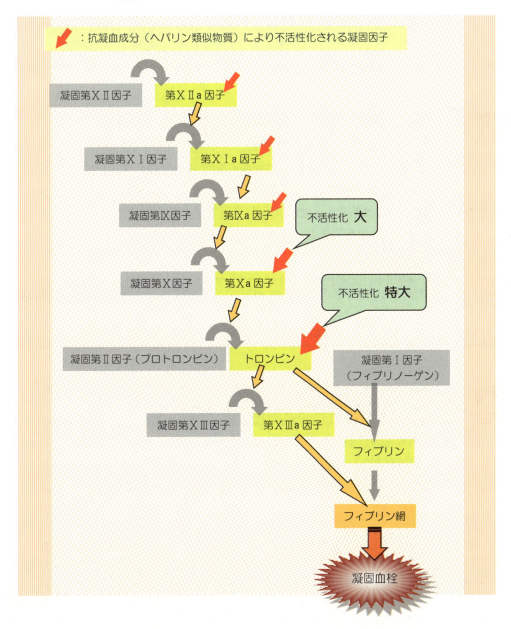

3 抗凝血成分が配合されている一般用医薬品

ヘパリン類似物質は、活性型の各凝固因子を不活性化することにより、血液凝固の抑制作用を発現する。その他、ポリエチレンスルホン酸ナトリウムが抗凝血成分として用いられている。

＜抗凝血成分の配合される薬効群＞

抗凝血成分	作用の種類	薬効	配合される主な薬効群
ヘパリン類似物質	血液凝固の抑制	血行促進	外皮用薬
	水分保持	保湿	外皮用薬
ポリエチレンスルホン酸ナトリウム	血液凝固の抑制	血行促進	外皮用薬

4 凝血成分が配合されている一般用医薬品

抗凝血成分とは反対に、凝固血栓の形成を促進する有効成分を、凝血成分という。

一般用医薬品の凝血成分には、フィトナジオン（ビタミン K1）があり、**ビタミンK 依存性凝固因子**の生成を促し、血液凝固を促進する作用が期待される。凝血成分のフィトナジオンは、止血を目的として、歯槽膿漏薬に配合されている。

＜凝血成分の配合される薬効群＞

凝血成分	作用の種類	薬効	配合される主な薬効群
フィトナジオン（ビタミン K1）	ビタミン K 依存性凝固因子の生成促進	止血	歯槽膿漏薬

5 血管強化成分が配合されている一般用医薬品

血液凝固作用を示さないものの、凝血成分と同様に、"止血効果"が得られるものに、血管強化成分がある。血管強化成分は、毛細血管を補強、強化する作用を示すことから、毛細血管の透過性亢進を原因とする出血に有効とされている。

＜血管強化成分の配合される薬効群＞

血管強化成分	作用の種類	薬効	配合される主な薬効群
カルバゾクロム	毛細血管の透過性抑制	止血	内用痔疾用薬歯槽膿漏薬

第 11 章　抗凝血成分ってなんだ

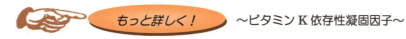

もっと詳しく！　〜ビタミン K 依存性凝固因子〜

いくつかの凝固因子（プロトロンビン、第Ⅶ因子、第Ⅸ因子、第Ⅹ因子）は、"翻訳後修飾"と呼ばれる過程を経て、一人前の凝固因子となる。翻訳後修飾には、ビタミン K の存在が不可欠であるので、これらの凝固因子（プロトロンビン、第Ⅶ因子、第Ⅸ因子、第Ⅹ因子）は、"ビタミン K 依存性凝固因子"とも呼ばれている。

ビタミン K は、カルボキシル化（グルタミン酸の「Glu」残基を、γ-カルボキシグルタミン酸の「Gla」残基に変換すること）という反応を進行させる役割を果たしている。したがって、ビタミン K が不足すると、ビタミン K 依存性凝固因子が一人前の凝固因子になれなくなるので、血液凝固作用が弱まり、出血傾向の症状が現れてしまう。ビタミン K 依存性凝固因子をしっかりと一人前に成長させる働きを行うので、ビタミン K に凝血効果が期待できるのだ。

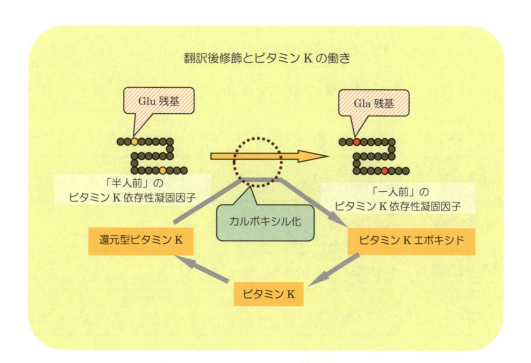

翻訳後修飾とビタミン K の働き

第12章 酵素成分ってなんだ

利胆成分　胃粘膜保護・修復成分

酵素成分
- タカヂアスターゼ
- リゾチーム塩酸塩
- プロザイム
- ニューラーゼ
- リパーゼ
- ジアスターゼ
- ビオヂアスターゼ
- ブロメライン
- セミアルカリプロティナーゼ
- セルラーゼ

酵素成分の配合されている一般用医薬品の例

分類	製品例
胃薬	ホミカロート錠、大正健胃胃腸薬　等
かぜ薬	カイゲン感冒カプセルDX、新ルルAゴールドカプレット　等
鎮咳去痰薬	浅田飴せきどめシロップ、エスエスブロン「カリュー」　等
口腔咽喉薬	エスエスブロントローチ〈クール〉、新コルゲンコーワトローチ　等
外用痔疾用薬	コリミジンA坐剤、新コリミジン軟膏　等
内用痔疾用薬	内服用リナロン、ヘルスカプセル　等
歯槽膿漏薬	アセス錠、デンテクE　等

第12章 酵素成分ってなんだ

1 酵素ってなんだ

酵素って何だろう。私たちは毎日ご飯を食べている。肉や魚などのおかずも食べる。野菜や果物も食べて生きている。私たちの身体を構成している皮膚や筋肉、骨や神経なんかも、元をたどれば、みんな食べたものから作られている。

しかし、牛肉をお皿の上に置いておいても、牛肉のままで、人間の皮膚や筋肉に変化することはない。食べた場合にのみ、人間の皮膚や筋肉に変化するのだ。

お皿の上になくて、身体の中に存在していて、牛肉を人の皮膚や筋肉などに変化させる働きをもつもの、それが酵素である。体の中では、様々な化学反応（消化や代謝）が起きているが、酵素は、そのほとんどすべての化学反応に関わることによって、物質の構造を変化させ、新しい物質を生み出す役割を果たしている。

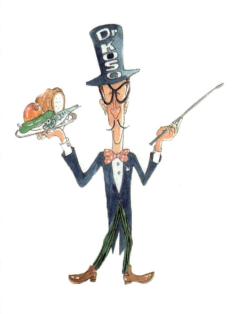

2 酵素成分の働き

これらの酵素を体の外から補ってやることによって、ある特定の化学反応を促進し、それによって得られる効果を薬効とした有効成分がある。それが酵素成分である。酵素成分は、消化酵素と代謝酵素とに大きく分類することができる。

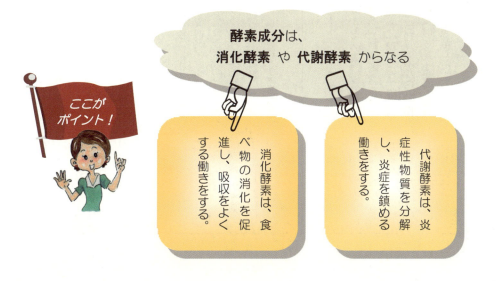

ここがポイント！

酵素成分は、**消化酵素** や **代謝酵素** からなる

消化酵素は、食べ物の消化を促進し、吸収をよくする働きをする。

代謝酵素は、炎症性物質を分解し、炎症を鎮める働きをする。

消化酵素の役割

食べ物の栄養素は、五大栄養素といって、炭水化物、タンパク質、脂肪、ミネラル、ビタミンに分けることができる。そのうち量的に多いのが、炭水化物、タンパク質、脂肪の3つの栄養素である（三大栄養素）。

これら3つの栄養素は、「消化酵素」と呼ばれる酵素群によって分解され、消化管壁から体内に吸収されている。

医薬品の酵素成分は、このような消化酵素を補充することによって、食べ物の消化を促すことを目的として用いられる。

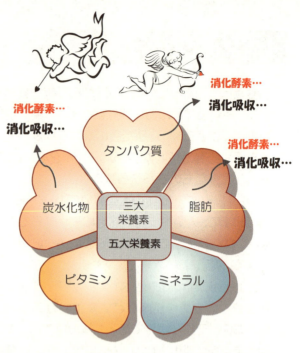

～　主な消化酵素の例をあげてみよう　～

ジアスターゼ

デンプンを分解する酵素。ジアスターゼとは、アミラーゼの別称で、唾液や膵液に含まれており、デンプンを分解して、麦芽糖（二糖類の一種）に分解する。日本人の高峰譲吉が麹菌からの抽出に成功した酵素としても有名。高峰は、第1章で解説した「アドレナリン」を世界で初めて単離したことでも知られている偉大な科学者なのだ。

プロテアーゼ

タンパク質を分解する酵素。プロテアーゼには、ペプシン（不活性型のペプシノーゲンが胃液に含まれる）、トリプシン（不活性型のトリプシノーゲンが膵液に含まれる）、キモトリプシン（不活性型のキモトリプシノーゲンが膵液に含まれる）等がある。ペプシンは、タンパク質をより小さなペプトンに分解する。トリプシン、キモトリプシンは、ペプトンを更に小さなペプチドに分解する働きを行う。

リパーゼ

脂肪を分解する酵素。膵液に含まれており、中性脂肪（トリグリセリドのこと）を、脂肪酸に分解する働きを行う。

第12章　酵素成分ってなんだ

代謝酵素の役割

体の中で起こる種々の代謝を促すものに、「代謝酵素」とよばれる酵素群がある。その中に、炎症物質（炎症を引き起こすタンパク質のこと）の分解を促進する酵素がある。この酵素は消炎作用を示すので、"消炎酵素" とも呼ばれ、有効成分として用いられている。

右に、主な消炎酵素の例を挙げておこう。

ブロメライン

タンパク質分解酵素の一つ。炎症物質（起炎性ポリペプチド）を分解する作用があり、抗炎症効果を期待して用いられる。

なお、医薬品には、パイナップルから抽出されたブロメラインが利用されている。

3　酵素成分が配合されている一般用医薬品

以上のように、酵素成分は、消化管内容物や炎症物質の分解作用を示す。そのような作用を利用することを目的として、酵素成分は、次のような一般用医薬品に配合されている。

＜酵素成分の配合される薬効群＞

酵素成分	作用の種類	薬効	配合される主な薬効群
ジアスターゼ	デンプンの分解	炭水化物の消化促進	胃の薬（消化薬）
プロザイム	タンパク質の分解	タンパク質の消化促進	胃の薬（消化薬）
リパーゼ	中性脂肪の分解	脂肪の消化促進	胃の薬（消化薬）
セルラーゼ	繊維質の分解	食物繊維の消化促進	胃の薬（消化薬）
ビオヂアスターゼ	デンプンの分解 タンパク質の分解	炭水化物の消化促進 タンパク質の消化促進	胃の薬（消化薬）
タカヂアスターゼ	デンプンの分解	炭水化物の消化促進	胃の薬（消化薬）
ニューラーゼ	タンパク質の分解 中性脂肪の分解	タンパク質の消化促進 脂肪の消化促進	胃の薬（消化薬）
リゾチーム塩酸塩	（細菌細胞壁の分解）	抗炎症	口腔咽喉薬 外用痔疾用薬 内用痔疾用薬 眼科用薬 歯槽膿漏薬

セミアルカリ プロティナーゼ	炎症物質の分解	抗炎症	かぜ薬
	粘性物質の分解	去痰	かぜ薬
ブロメライン	炎症物質の分解	抗炎症	かぜ薬 内服アレルギー用薬

4　利胆成分が配合されている一般用医薬品

　消化酵素は、炭水化物、タンパク質、脂肪等を分解する働きを持っているが、その分解反応が円滑に進むためには、消化酵素と食べ物とが、水分を介してよく混ざり合うことが必要となる。つまり、ビーフジャーキーの上に消化酵素のパウダーをまぶしたところで、肉が分解されることはないのだ。

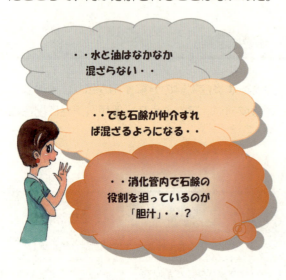

　炭水化物、タンパク質、脂肪のうち、炭水化物とタンパク質は、水分とそこそこ混ざり合う。しかし、水分と脂肪は、"水と油"の関係にあるので、なかなか混じり合わない。そこで、水分と脂肪とが混じり合うように仲介する"石鹸"（一端が油と、もう一方の端が水とくっつく性質を持ち、界面活性作用を示す）のような存在が求められる。
　消化管内でその仲介役を担当しているのは"胆汁"である。
　胆汁が"石鹸"のような働きを行うことにより、脂肪が消化液にうまく懸濁して混じり合い、脂肪（中性脂肪やコレステロール等）を効率よく消化吸収することができるようになるのだ。

利胆作用　→　胆汁の分泌を促す作用

利胆成分　→　利胆作用をもつ物質
　　医薬品に配合される「利胆成分」には、"利胆作用"はもちろんのこと、胆汁と同様、"懸濁作用"を示すものが用いられている。

第12章 酵素成分ってなんだ

＜利胆成分の配合される薬効群＞

デヒドロコール酸	利胆	脂肪の吸収促進	胃の薬
ウルソデオキシコール酸	利胆	脂肪の吸収促進	胃の薬
胆汁末	利胆	脂肪の吸収促進	胃の薬

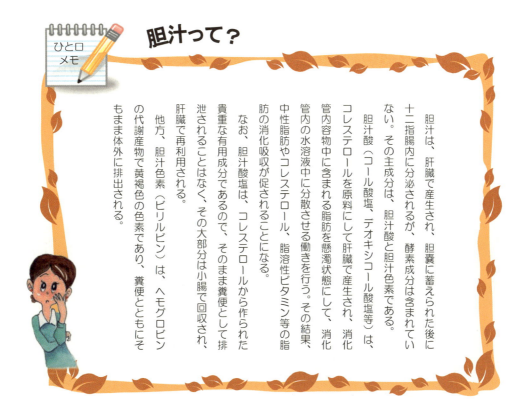

ひと口メモ　胆汁って？

胆汁は、肝臓で産生され、胆嚢に蓄えられた後に十二指腸内に分泌されるが、酵素成分は含まれていない。その主成分は、胆汁酸と胆汁色素である。

胆汁酸（コール酸塩、デオキシコール酸塩等）は、コレステロールを原料にして肝臓で産生され、消化管内容物中に含まれる脂肪を懸濁状態にして、消化管内の水溶液中に分散させる働きを行う。その結果、中性脂肪やコレステロール、脂溶性ビタミン等の脂肪の消化吸収が促されることになる。

なお、胆汁酸塩は、コレステロールから作られた貴重な有用成分であるので、そのまま糞便として排泄されることはなく、その大部分は小腸で回収され、肝臓で再利用される。

他方、胆汁色素（ビリルビン）は、ヘモグロビンの代謝産物で黄褐色の色素であり、糞便とともにそのまま体外に排出される。

5　胃粘膜保護・修復成分が配合されている一般用医薬品

　肉や魚などの食べ物には、タンパク質が多く含まれていることから、消化管から分泌される消化酵素の中には、当然ながら、これらのタンパク質に対して分解作用を持つものがある。

　代表的なタンパク質分解酵素として、胃壁から分泌されるペプシノーゲンがある。その活性型のペプシンには、牛肉や豚肉を分解してしまう働きがあるのに、どうしてタンパク質でできている胃壁については分解してしまわないのだろうか？　また、胃壁からは"胃酸"という強力な酸も分泌されている。胃酸の正体は、pH1～2の塩酸である。その"強い酸"が、どうして胃壁に障害を与えたりしないのであろうか？

実は、胃壁からは、胃壁自体を守る物質も同時に分泌されているのである。その分泌物を"胃粘液"という。胃粘液がねっとりと胃壁を覆っているため、ペプシンや胃酸は、粘液の層に阻まれて、胃壁に損傷を与えることができないのだ。健常人の胃内では、ペプシンや胃酸がほどよく分泌され、それと同時に、胃粘液もバランスよく分泌されている。

　しかし、胃液が過剰に分泌したり、胃粘液の分泌が減退するとどうなるのか。当然、胃壁は損傷を受け、胃潰瘍などの原因となってしまう。

　このような症状を改善する目的で用いられるものが、胃粘膜保護・修復成分である。これらの成分には、胃粘液の分泌を促す作用、胃粘膜の保護作用、胃粘膜の修復作用を持つものが用いられており、次のような一般用医薬品に配合されている。

＜胃粘膜保護・修復の配合される薬効群＞

胃粘膜保護・修復	作用の種類	薬効	配合される主な薬効群
セトラキサート塩酸塩	胃粘液の分泌促進	粘膜保護	胃の薬
アズレンスルホン酸ナトリウム（水溶性アズレン）	胃粘膜の修復	粘膜修復	胃の薬
	粘膜組織の修復	組織修復	口腔咽喉薬眼科用薬口内炎用薬
トロキシピド	胃粘液の分泌促進胃粘膜の修復	粘膜保護・修復	胃の薬
銅クロロフィリンカリウム	胃粘膜の修復	粘膜修復	胃の薬
銅クロロフィリンナトリウム	胃粘膜の修復	粘膜修復	胃の薬
	歯周組織の修復	組織修復口臭抑制	歯槽膿漏薬
ゲファルナート	胃粘液の分泌促進胃粘膜の修復	粘膜保護・修復	胃の薬
ソファルコン	胃粘液の分泌促進胃粘膜の修復	粘膜保護・修復	胃の薬
テプレノン	胃粘液の分泌促進胃粘膜の修復	粘膜保護・修復	胃の薬
メチルメチオニンスルホニウムクロライド	胃粘膜の修復	粘膜修復	胃の薬
アルジオキサ	胃粘膜の保護	粘膜保護	胃の薬
スクラルファート	胃粘膜の保護	粘膜保護	胃の薬

第13章 収斂成分ってなんだ

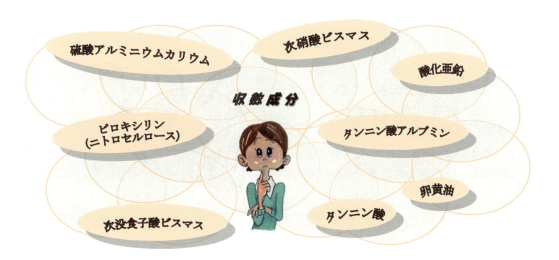

収斂成分の配合されている一般用医薬品の例

止瀉薬	アクロミンカプセルA、新タントーゼA　等
外用痔疾用薬	マルジェットS、エスジールAE坐剤　等
外皮用薬	エキバンA、エピロンエー軟膏　等

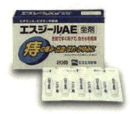

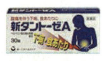
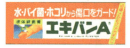

1　収斂ってなんだ

　収斂(しゅうれん)って何だろう。日常、あまり使われない言葉なので、まことにイメージが湧きにくい。「収」は、"きちんと入れる"という意味だし、「斂」という字は、"集める"ことを意味するそうだ。そして、「収斂」と熟語になると、例えば、"出席者の意見が収斂された"というような使い方をする。一般的には、"1つにまとまる"とか"引き締める"という意味で使われている。引き締める対象が、"たるんだお腹"というのなら、それなりに理解ができるが、そうではない。収斂成分の活躍する舞台は"皮膚や粘膜"なのである。

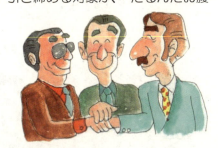

　実は、「収斂」という言葉を専門用語として用いる場合には、"皮膜を形成すること"という特別の意味で用いているのだ。

2　収斂成分の働き

　さて、皮膜の形成には、一体どのような意味があるのだろうか。皮膚に炎症が生じるとかゆくなる。かゆいからといって掻くと、炎症がひどくなって、さらにかゆくなる。掻かないまでも、服の生地が皮膚面に擦れただけでも、痒みが増し、炎症がひどくなることを我々は経験的に知っている。どうやら、炎症には、引っ掻くとか、触るとかいった"刺激"がよくないようである。ここで、収斂成分のもつ"皮膜形成"の作用が重要な意味を持つことになるのだ。

　収斂成分は、皮膚・粘膜の表面のタンパク質と結合することによって、炎症の表面に、皮膜を形成する作用をもっている。その皮膜が、炎症面への刺激の到達を遮断する。その結果、炎症が鎮まり、皮膚・粘膜面は、"ただれた状態"から"引き締まった状態"となり、収斂効果がもたらされる。

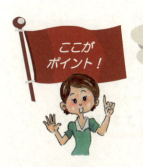

収斂成分は、
皮膜の形成作用を持つ有効成分のことをいう。

皮膜の形成の結果、
炎症面への刺激を遮断し、炎症を鎮める

第 13 章　収斂成分ってなんだ

3　収斂成分が配合されている一般用医薬品

　収斂成分は、皮膜の形成作用を示し、皮膚・粘膜面への刺激を遮断することによって、抗炎症効果をはじめとした様々な効果をもたらす。そのような効果を利用することを目的として、収斂成分は、次のような一般用医薬品に配合されている。

＜収斂成分の配合される薬効群＞

収斂成分	作用の種類	薬効	配合される主な薬効群
次没食子酸ビスマス	皮膜の形成	腸粘膜の保護	止瀉薬
次硝酸ビスマス	皮膜の形成	腸粘膜の保護	止瀉薬
タンニン酸アルブミン	皮膜の形成	腸粘膜の保護	止瀉薬
タンニン酸	皮膜の形成	患部の保護・止血	外用痔疾用薬
酸化亜鉛	皮膜の形成	患部の保護・止血	外用痔疾用薬
		患部の保護	外皮用薬
硫酸アルミニウムカリウム	皮膜の形成	患部の保護・止血	外用痔疾用薬
卵黄油	皮膜の形成	患部の保護・止血	外用痔疾用薬
ピロキシリン（ニトロセルロース）	皮膜の形成	患部の保護	外皮用薬
硫酸亜鉛水和物	皮膜の形成	眼粘膜の保護	眼科用薬

第14章　保水成分ってなんだ

保水成分

- ソルビトール
- カルメロースナトリウム
- コンドロイチン硫酸ナトリウム
- カルメロースカルシウム
- ヒドロキシプロピルメチルセルロース
- グリセリン
- 尿素
- 白色ワセリン
- ジオクチルソジウムスルホサクシネート
- ポリビニルアルコール

保水成分の配合されている一般用医薬品の例

瀉下薬	コーラックⅡ、スルーラックプラス　等
浣腸薬	イチジク浣腸10、グリセリン浣腸A10　等
眼科用薬	スマイルコンタクトピュア、ロートCキューブ アクアチャージi　等
外皮用薬	MOPパノアU軟膏、アスコートU　等

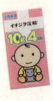

1　保水ってなんだ

　保水って何だろう。うっそうとした森林があった山でも、いったんすべての木々を失ってしまうと、なかなか森が回復することはない。中国の黄河の流域に禿げ山が多いのは、陶器や磁器などの焼き物をつくるために、古代から木々を伐採しつづけ、薪にして燃やしてしまったからだといわれている。また、昨今のアマゾン川流域の大規模な"焼畑農業"が、熱帯雨林の急速な消滅の原因となっていることが指摘されている。

　木々を失った大地は、風雨によって表土が削れてしまい、水を溜め込む能力が失われてしまう。それゆえ雨が降っても、常に水が不足し、木々が育たないのだ。したがって、大地にとっては、森林そのものが保水の役割を果たしているといえる。

　有効品成分の中にも、水分を溜め込む能力をもち、人体に有益な作用を及ぼすものがある。それが、保水成分と呼ばれるものだ。

2　保水成分の働き

　水は、好き嫌いの激しい性格をもっている。ナトリウムなどの電解質成分やアルコールが"大好き"で、それらの近くに集まってくるし、離れようともしない。一方、コレステロールや中性脂肪などの脂質成分は"大嫌い"なので、寄りつこうともしないのである。

　このような水の性質を利用し、水を引きつける性質をもつ有効成分を、**保水成分**と呼んでいる。保水成分は、その存在する場所に水を引き寄せて抱え込み、水を溜め込む性質を持っている。

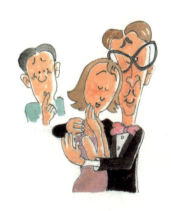

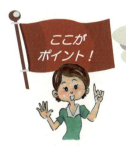

保水成分とは、**水分を保持する作用**を持つ有効成分のことをいう。

水分を保持する作用とは、**水分を吸着**したり、**浸透圧を形成**することをいう

1） 水分を吸着するということ

　水は無色無臭の液体であるが、一粒一粒の特徴を見るために分子レベルで観察すると、実に"電気的な偏り"を持つ化合物といえる。電気的な偏りを持つということは、一粒の水分子には、マイナスの電気が溜まっている部分がある一方で、プラスの電気が溜まっている部分があるということで、このような状態を"極性"という。プラスとマイナスは引き合おうとする性質があるので、極性を持つ分子は、極性を持つ分子に寄り添おうとする。極性を持つ水（H・OH）と相性が良いのは、同じく極性を持つ化合物であり、水酸基（−OH）を持つものが代表的である。したがって、水分を吸着する成分には、水酸基をいっぱい持つ化合物が用いられることが多いのだ。

2） 浸透圧を形成するということ

　水を飲むとおしっこがでる。当たり前のことではあるが、大量の水を飲むと、大量のおしっこがでる。おしっこには、体内の余分な水分を体外に排出するという重要な役割があるのだ。しかし、塩味のきいた食べ物をいっぱい飲み食いした翌日、鏡をのぞくと顔がむくんでいたことはないだろうか。これは、塩分のせいなのである。

　塩分が水に溶けると、周辺の水を強力に引き寄せて、抱え込む性質が現れる。体内各所に移行した塩分が、血管内の水分を誘引することによって、むくみや浮腫が生じるのだ。このように、塩分の存在によって、水分を誘引する力のことを"浸透圧"と呼んでいる。この浸透圧を形成し、目的とする場所に水を呼び寄せる働きをもつ化合物は、塩分の他にも存在しており、保水成分として利用されている。

保水成分のもたらす薬効

　保水成分は、瀉下薬、浣腸薬、眼科用薬、外皮用薬に配合されている。では、具体的に、一体、どのような働きを期待して、保水成分はこれらの医薬品に配合されているのだろう。

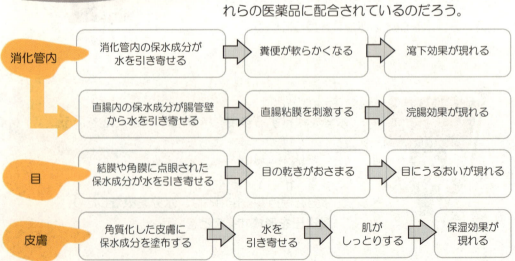

第 14 章　保水成分ってなんだ

3　保水成分が配合されている一般用医薬品

　保水成分は、水分を吸着したり、浸透圧を形成することにより、糞便の軟化効果、直腸粘膜の刺激効果、保水効果、保湿効果などを発現する。そのような効果を利用することを目的として、保水成分は、次のような一般用医薬品に配合されている。

＜保水成分の配合されている薬効群＞

保水成分	作用の種類	薬効	配合される主な薬効群
カルメロースナトリウム（カルボキシメチルセルロースナトリウム）	水分の吸着	糞便の軟化	瀉下薬
カルメロースカルシウム（カルボキシメチルセルロースカルシウム）	水分の吸着	糞便の軟化	瀉下薬
ジオクチルソジウムスルホサクシネート（DSS）	水分の吸着	糞便の軟化	瀉下薬
グリセリン	浸透圧の形成	直腸粘膜の刺激	浣腸薬
		保湿	外皮用薬
	粘膜の保護	刺激の遮断	口腔咽喉薬
ソルビトール	浸透圧の形成	直腸粘膜の刺激	浣腸薬
コンドロイチン硫酸ナトリウム	水分の吸着	保水	眼科用薬
		関節等の改善	解熱鎮痛薬 滋養強壮保健薬
ヒドロキシプロピルメチルセルロース	水分の吸着	保水	眼科用薬
ポリビニルアルコール	水分の吸着	保水	眼科用薬
尿素	水分の吸着	保湿	外皮用薬
白色ワセリン	水分移動の遮断	保湿	外皮用薬

107

第 15 章　刺激成分ってなんだ

刺激成分

カサントラノール　ユーカリ油　ノニル酸ワニリルアミド

ピコスルファートナトリウム　メントール

カンフル　ビサコジル　センノシド　ハッカ油

クロタミトン　ニコチン酸ベンジルエステル

ヒマシ油　カプサイシン

刺激成分の配合されている一般用医薬品の例

瀉下薬	コーラック、スラット　等
浣腸薬	ツージーQ、ラックスタイマー坐薬　等
外皮用薬	アンメルツヨコヨコ、コリンヒットE　等
外用痔疾用薬	プリザS、メンソレータムリシーナ軟膏A　等
歯痛薬	コンジスイQ、歯痛剤新今治水　等

108

1　刺激ってなんだ

　刺激って何だろう。人間の住んでいる世界は、母親の胎内のようにあたたかく穏やかで安全なところとは全く異なっている。蒸し暑くゲンナリする日もあれば、風雪の中で凍りつくような思いをすることもある。また、ゴツゴツした岩肌で身体を傷つけてしまうこともあれば、熱血教師から愛のこもった平手打ちを頂戴することもあろう。このように、人はさまざまな刺激に囲まれて生活しているといえる。

　実は、生物はこのような生活環境からの刺激を受けることによって、自らの行動様式を変化させ、その環境に適応して生きているのだ。暑いと感じる日には薄着をし、寒いと感じる日には厚着をすることにより、体温を一定に保つことができる。痛いと感じるので、岩肌を素足で歩こうとは思わない。愛のこもった平手打ちの痛みから、人は社会に適応するすべを学んでいく。このように、人間の生活には刺激がとても大事な存在といえよう。

　そして、このように貴重な刺激を感知するセンサーは、人体のあちこちに埋め込まれている。皮膚には、熱さ、冷たさ、圧力、痛みの刺激を感じる受容器が存在する。また、特定の血管には、血圧を感知する圧受容器があり、その情報に基づいて血圧が一定の範囲内になるように自動的に調節されている。便意についても同じで、糞便（腸管壁から剥がれ落ちた上皮細胞の残骸、腸内細菌の死骸、食物残渣など）が直腸に達し、その内壁を刺激することによって、便意が生じることになる。

2　刺激成分の働き

　さて、このように刺激は、人の体に作用していろいろな生体反応を引き出し、行動に変化をもたらしているが、人体に有益な反応を誘導するものが、有効成分として用いられている。それが刺激成分である。

　皮膚がかゆくてしかたがない時に、温感刺激や冷感刺激を与えてやるとどうなるか。刺激が紛れてしまい、脳がかゆみを知覚しにくくなるのである。あるいは大腸壁を刺激してやるとどうなるのか。消化管内容物が直腸へと送り出され、便意が催されるのである。医薬品として用いられる刺激成分は、刺激に対して引き起こされる生体反応を利用して、数々の有益な効果をもたらしているのだ。

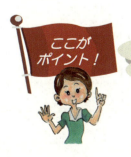

刺激成分とは、それに対応する**生体反応**を誘導する有効成分のことをいう。

その生体反応が有益な効果をもたらしている

3 刺激成分が配合されている一般用医薬品

刺激成分は、有益な生体反応を導きだす働きを行う。そのような作用を利用することを目的として、刺激成分は、次のような一般用医薬品に配合されている。

＜刺激成分の配合されている薬効群＞

刺激成分	作用の種類	薬効	配合される主な薬効群
ヒマシ油	小腸の刺激		瀉下薬
センノシド	大腸の刺激		瀉下薬
カサントラノール	大腸の刺激		瀉下薬
ビサコジル	大腸の刺激 水分の腸管吸収の抑制		瀉下薬、
	直腸の刺激		浣腸薬
ピコスルファートナトリウム	大腸の刺激		瀉下薬
クロタミトン	温感刺激	鎮痒	外用痔疾用薬 外皮用薬
カプサイシン	温感刺激	血行促進	外皮用薬
ノニル酸ワニリルアミド	温感刺激	血行促進	外皮用薬
ニコチン酸ベンジルエステル	温感刺激	血行促進	外皮用薬
カンフル	冷感刺激	鎮痛	外皮用薬 歯痛薬
		鎮痒	外用痔疾用薬 外皮用薬 歯痛薬
		血行促進	外皮用薬
ハッカ油	冷感刺激	鎮痛	外皮用薬 歯痛薬
		鎮痒	外用痔疾用薬 外皮用薬 歯痛薬
		血行促進	外皮用薬

第15章　刺激成分ってなんだ

ユーカリ油	冷感刺激	鎮痛	外皮用薬 歯痛薬
		鎮痒	外皮用薬 歯痛薬
		血行促進	外皮用薬
メントール	冷感刺激	鎮痛	外皮用薬 歯痛薬
		鎮痒	外用痔疾用薬 外皮用薬 歯痛薬
		血行促進	外皮用薬

第16章　ホルモン成分ってなんだ

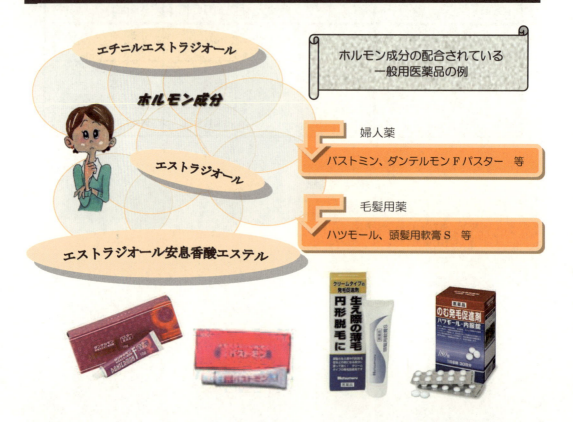

1　ホルモンってなんだ

　ホルモンって何だろう。人の身体は、種々の器官から構成されている。肝臓、腎臓、膵臓、生殖器などいろいろある。それぞれの組織・器官は、人体になくてはならない重要な役割をそれぞれに果たしているのだが、その組織や器官の間の連携はどのようにして行われているのであろうか。

　たらふく食べた後であるにもかかわらず、肝臓でさかんにグルコースを合成し、血糖値を押し上げていたら、これはいかにも無駄であろう。一方、食後に膵臓からインスリンがいっぱい放出されて血糖値が押し下げられたり、あるいは多量の水を飲んだ後に腎臓において尿が大量につくられることは、まことに理にかなった組織連携といえよう。

　組織連携が適切に行われるためには、身体の一部でキャッチした情報を基にして、何かが、各器官に協調した行動を呼びかけなければならない。その"何か"が、ホル

モンなのである。ホルモンは、ある組織で産生・分泌され、血液や組織液を介して体内を移動し、別の組織で特有の効果を発揮する生理活性物質のことをいう。

そのようなホルモンの1つに、女性が思春期をむかえる頃に急激に生殖器を発達させ、子孫を残せるような身体状態に成長させる"**女性ホルモン**"と呼ばれるホルモンがある。

2　女性ホルモンの働き

女性ホルモンは、思春期以降の女性の精神や身体に強い影響を与えるものであり、主なものにエストロゲンとプロゲステロンがある。

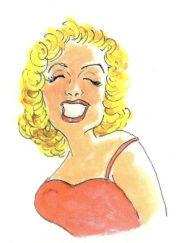

エストロゲンは、乳房を大きくするなど女性特有の体つきをつくりだし（二次性徴といわれる）、排卵を促すなど妊娠の"初動的な準備"に働くホルモンであり、女性の精神と身体を快適な状態にする働きがある。いわば、エストロゲンは、女性の体を母体として整え、守りはぐくむ役割を果たしているのだ。

一方、プロゲステロンは、子宮内膜をふかふかな状態にするなど妊娠に備えて"臨戦的な受け入れ準備"を整え、体温を高く維持するホルモンであるが、女性の精神や身体を不快な状態にもしてしまう。したがって、プロゲステロンは、母体よりも、胎児を守りはぐくむ役割を果たすホルモンということができるかもしれない。

1）エストロゲンとプロゲステロン

これらエストロゲンとプロゲステロンの体内での産生・分泌は、常に一定しているわけではない。月経の周期に沿って、エストロゲンが優位な時期と、プロゲステロンが優位な時期とが交互に現れている。

エストロゲンが優位な状態では、女性の感情も和らいで髪や肌に張りがあるなど精神・身体ともに健やかな状態にある。しかし、プロゲステロンが優位になると、個人差があるものの、イライラ感、不安、不眠などの精神症状に加え、生理痛、腹痛、頭痛、冷え、むくみ、肩こりなどの身体症状が出現するのだ。

2つの女性ホルモンが、それぞれどんな働きをしているのか、整理してみると次のとおりだ。

エストロゲンが優位の状態	プロゲステロンが優位の状態
女性らしい体つきをつくる	体温を上げる
子宮の内膜を厚くする	子宮の内膜を妊娠しやすい状態にする
排卵を促す	排卵を抑制する
子宮の収縮を引き起こす（出産時）	子宮の収縮を抑制する（妊娠時）
女性の精神・身体状態が良好になる	女性の精神・身体状態が不調になる

ひと口メモ　月経って？

月経は、女性にのみ起きる生理現象で、女性の一生のうち妊娠可能な期間に、妊娠期間中を除いて周期的に起こる。月経周期には、個人差がみられ、およそ二十一日～四十日となる。月経は、種々のホルモンによって調節されている。

女性ホルモンの変化

エストロゲン　　プロゲステロン

ホルモン量

生理 ｜ 卵胞期 ｜ 排卵日 ｜ 黄体期 ｜ 生理

第 16 章　ホルモン成分ってなんだ

　これらの女性ホルモンは、卵巣や子宮に作用するのみならず、精神や身体にさまざまな影響を及ぼしている。女性ホルモンは、どのようにしてこのような多様な作用を発現するのであろうか。エストロゲンの作用メカニズムをみてみよう。

2) エストロゲンの作用メカニズム

　エストロゲンは卵巣等から分泌され、"卵胞ホルモン"とも呼ばれる。エストロゲンは分泌されると、血液中に移行して身体のすみずみを循環する。そして、各細胞の細胞膜を透過し、細胞質中に存在するエストロゲン受容体と結合して、「エストロゲン―受容体」の複合体を形成する。
　この「エストロゲン―受容体」の複合体は、核膜を透過して核内に入り込み、そして核内の遺伝子 DNA に働きかける。すると、遺伝子 DNA に書かれている生命活動に必要なタンパク質の情報（タンパク質の設計図）が、メッセンジャーRNA（伝令RNA）に写し取られ（転写という）、その情報を基にして多様な影響を持つタンパク質が作られる。これによって、個々の細胞に新しい反応を引き起こすことになるのだ。
　エストロゲン受容体は、子宮や乳房を構成する細胞・組織だけでなく、身体のさまざまな細胞・組織に広く分布していることから、エストロゲンの作用は、精神・身体状態に多様な影響を及ぼすと考えられる。例えば、乳腺細胞の増殖促進、排卵の制御、脂質・糖代謝の制御、意識の女性化、動脈硬化の抑制等である。

3) エストロゲンが不足する身体状態

　妊娠可能期の女性は、月経周期に連動して、エストロゲンの分泌量が増減している。そして、減少する時期には、しばしば、不快な身体状態や精神症状が現れることが知られている。また、更年期（閉経の前後）にも、エストロゲンの分泌量が大きく変動し、その際のエストロゲンの不足が、更年期障害と呼ばれる"血の道症、冷え症、腰痛、頭痛、頭重、ほてり、のぼせ、立ちくらみ"等の症状を引き起こす主な原因と考えられているのだ。

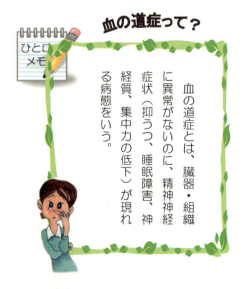

血の道症って？

血の道症とは、臓器・組織に異常がないのに、精神神経症状（抑うつ、睡眠障害、神経質、集中力の低下）が現れる病態をいう。

3　ホルモン成分が配合されている一般用医薬品

　エストロゲンの不足が更年期障害を引き起こす原因となる。したがって、その不足を補うことを目的として、エストロゲンと呼ばれる3つのホルモン（エストロン、エストラジオール、エストリオール）のうち、エストラジオールが婦人薬に配合されている。

　また、エストロゲンは脱毛にも関係する。人間の体内には、男性であっても女性であっても、男性ホルモンと女性ホルモンの両方が存在しており、男性ホルモンの割合が大きくなりすぎると、脱毛が起こりやすくなることが知られている。女性ホルモンを補充し、このホルモンバランスを是正することにより、脱毛の抑制効果が得られることから、エストラジオールは毛髪用薬としても用いられる。

＜ホルモン成分の配合される薬効群＞

ホルモン成分	種類	薬効	配合される主な薬効群
エチニルエストラジオール	女性ホルモン	女性に現れる特有な諸症状の緩和	婦人薬
エストラジオール	女性ホルモン	女性に現れる特有な諸症状の緩和	婦人薬
エストラジオール安息香酸エステル	女性ホルモン	脱毛抑制	毛髪用薬

第 17 章　ミネラル成分ってなんだ

1　ミネラルってなんだ

　ミネラルって何だろう。ミネラルと聞くと、ミネラルウォーターが頭に浮かんでくる。そのペットボトルのラベルについている"栄養成分表示"を確認してみると、「エネルギー0kcal、タンパク質 0g、脂質 0g、炭水化物 0g」と表示されている。しかし、ナトリウム、カルシウム、マグネシウム、カリウムなどは少し含まれている。ミネラルウォーターは、"混じりけなしの純粋な水"ではなく、ナトリウム、カルシウム、マグネシウム、カリウム等の物質が含まれている水なのだ。

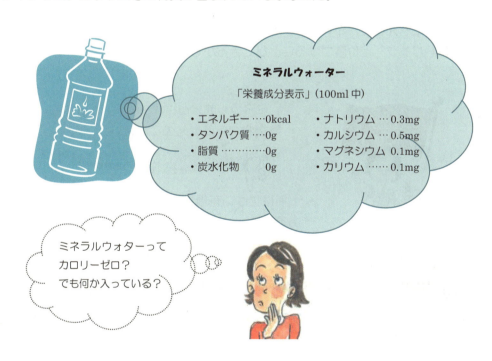

　現在のところ、100 を超える数の元素が確認されており、地球上に存在するすべての物質は、これらの元素から構成されている。また、人の体は、皮膚や筋肉、血管、諸臓器などからなり、これらを形作っている炭水化物、タンパク質、脂質は、有機物として分類されている。そのため、我々は、有機物の構成元素となる"水素"、"炭素"、"窒素"、"酸素"を、日常的に食物から大量に摂取しているのだ。
　水素、炭素、窒素、酸素に対し、"ナトリウム"、"カリウム"、"マグネシウム"、"カルシウム"などの元素は、ミネラルと呼ばれている。

ミネラルは、水素、炭素、窒素、酸素に比べると、食物中にほんのわずかしか含まれていないが、人間の生命維持にとても大事な役割を果たしている。

現在、16種類のミネラル（ナトリウム、マグネシウム、リン、硫黄、塩素、カリウム、カルシウム、クロム、マンガン、鉄、コバルト、銅、亜鉛、セレン、モリブデン、ヨウ素）が人体に必須とされており、これらが不足すると、健康を保つことができなくなるのだ。

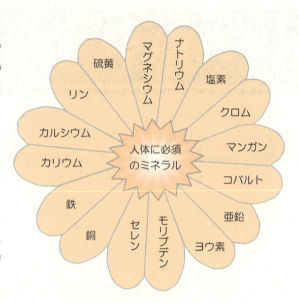

こうして考えると、ミネラルウォーターといえども、栄養素としてミネラルを含む"栄養ドリンク"と位置づけることができるかもしれない。

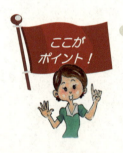

ミネラル成分とは、**無機物**の有効成分のことをいう。

無機物は、有機物に含まれる**元素**以外の元素である

元素って？

物質を構成する最小の単位を"原子"という。原子は、"原子核"と"電子"からなり、その原子核は"陽子"と"中性子"から構成される。原子には、陽子の数に基づいて"原子番号"が割り振られている。例えば、水素「H」の原子番号が1であるが、これは原子核の陽子の数が1個なので、"1"と定められている。ナトリウム「Na」は原子番号11、カリウム「K」は19、マグネシウム「Mg」は12、カルシウム「Ca」は20、と表記される。

他方、同じ原子番号をもちながら、"中性子"の数が異なる原子があり、これを"同位体"という。そして、同一の原子番号をもつ同位体群が、"元素"と呼ばれている。

第 17 章　ミネラル成分ってなんだ

2　ミネラルがもたらす薬効ってなんだ

　では、ミネラルは、どのような効果を期待して一般用医薬品に配合されているのだろうか。

1）　ナトリウム「Na」

　ナトリウムは、原子番号 11 の元素であり、生体内では、"浸透圧の形成"や"細胞の興奮"等に主体的な役割を果たしている。しかしこれらの働きを直接期待して、ナトリウムが有効成分に配合されているわけではない。有効成分の"塩"（物質の一部分のこと）として含有されている。ナトリウムを含む有効成分は、胃酸の中和を目的として胃の薬に用いられ、また、腸管内で発生された二酸化炭素の気泡で直腸を刺激することを目的として浣腸薬に配合される。その他、眼科用薬の電解質成分として配合されている。

＜ナトリウムを含む有効成分の配合される薬効群＞

ナトリウムを含む 有効成分	作用の種類	薬効	配合される 主な薬効群
炭酸水素ナトリウム	制酸	胃酸の働きを弱める	胃の薬（制酸薬）
	気泡の発生	直腸の刺激	浣腸薬
硫酸ナトリウム	浸透圧の形成	水分の腸管吸収の抑制 大腸の刺激	瀉下薬
塩化ナトリウム	電解質		眼科用薬
リン酸水素ナトリウム	電解質		眼科用薬

浸透圧って？

　純粋な水でもない限り、水の中には何らかの物質が溶けこんでいる。この場合、水のことを「溶媒」、溶けこんでいる物質のことを「溶質」という。溶質を多く含む液体には、溶質を少ししか含まない溶媒を引っ張り込もうとする力があり、この力により生じる圧力勾配のことを「浸透圧」と呼んでいる。

　生体内で浸透圧を形成する溶質として、「ナトリウム」がよく知られている。例えば、ナトリウムを含む「食塩」を多く摂取すると、しばしば顔がむくんでしまう。これは、血管外に移行したナトリウムが組織液の浸透圧を高め、血液中の水分を血管外に引っ張り込むことによって生じる症状である。

　他方、血管内では、アルブミン（血漿タンパク質の一つ）が血液の浸透圧を高める役割を果たし、血管外への水分の流出を防ぐ役割を果たしている。栄養失調などで血液中のアルブミン量が減少すると、水分が血管外に流出し、下腹部浮腫などを生じる原因ともなる。

その他のナトリウムの役割（細胞の興奮）

細胞は、細胞膜の存在によって外の世界と隔てられた状態にあるが、その細胞膜の外側と内側とでは、ミネラルの分布が全く異なっている。
例えば、細胞膜の外側には大量のナトリウムが存在しているものの、細胞膜の内側にはほんのちょっぴりしか存在していない。
細胞が何らかの刺激を受けると、細胞膜のナトリウムチャンネル（ナトリウムの通り道のこと）がパカッと開き、ナトリウムが細胞膜の内側にドバッと流入する。この瞬間的なナトリウムの大量流入によって、細胞内に「プラス（＋）」の電気が生じ、この電気の発生が「細胞の興奮」を呼び起こすシグナルとなっている。

2） カリウム「K」

　カリウムは、原子番号 19 の元素であり、生体内では、細胞膜の内側に多く存在している。カリウムが単独で有効成分となっているわけではなく、有効成分の"塩"として含有されている。カリウムを含む有効成分は、眼科用薬の電解質成分として配合されている。

＜カリウムを含む有効成分の配合される薬効群＞

カリウムを含む 有効成分	成分の役割	配合される 主な薬効群
塩化カリウム	電解質	眼科用薬
リン酸二水素カリウム	電解質	眼科用薬

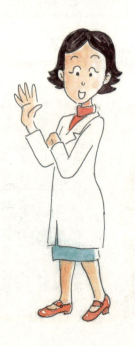

3） マグネシウム「Mg」

　マグネシウムは、原子番号 12 の元素であり、タンパク質合成やエネルギー代謝に関与している。マグネシウムが単独で有効成分となっているわけではなく、有効成分の"塩"として含有されている。マグネシウムを含む有効成分は、胃酸を中和し、胃腸障害を減弱させることを目的として、胃の薬、かぜ薬、解熱鎮痛薬に用いられる。また、腸内容物の浸透圧を高めることで糞便中の水分量を増し、また、大腸を刺激して排便を促すことを目的として瀉下薬に配合される。その他、眼科用薬の電解質成分として配合されている。

＜マグネシウムを含む有効成分の配合される薬効群＞

マグネシウムを含む 有効成分	作用の種類	薬効	配合される 主な薬効群
酸化マグネシウム	制酸	胃酸の働きを弱める	胃の薬（制酸薬） かぜ薬 解熱鎮痛薬
	浸透圧の形成	水分の腸管吸収の抑制 大腸の刺激	瀉下薬
ケイ酸マグネシウム	制酸	胃酸の働きを弱める	胃の薬（制酸薬）
炭酸マグネシウム	制酸	胃酸の働きを弱める	胃の薬（制酸薬）
水酸化マグネシウム	浸透圧の形成	水分の腸管吸収の抑制 大腸の刺激	瀉下薬
硫酸マグネシウム	浸透圧の形成	水分の腸管吸収の抑制 大腸の刺激	瀉下薬
	電解質		眼科用薬

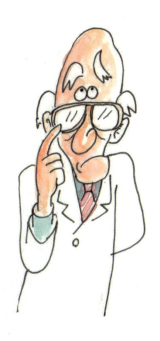

4) カルシウム「Ca」

カルシウムは、原子番号 20 の元素であり、生体内では骨の主要な構成成分となる他、筋肉の収縮に関与している。

カルシウムを含む有効成分は、胃酸を中和することを目的として胃の薬に、あるいは腸管内の異常発酵で生じた有害物資を吸着除去するために止瀉薬に配合される。また、カルシウム成分として、虚弱体質、腺病質※における骨・歯の発育促進、妊娠・授乳期の骨・歯の脆弱予防に用いられる。その他、眼科用薬の電解質成分として配合されている。

※ 腺病質とは、貧血等になりやすい虚弱・無力体質をいう。

<カルシウムを含む有効成分の配合される薬効群>

カルシウムを含む 有効成分	作用の種類	薬効	配合される 主な薬効群
炭酸カルシウム	吸着	有害物質の除去	止瀉薬
沈降炭酸カルシウム	制酸	胃酸の働きを弱める	胃の薬（制酸薬）
	吸着	有害物質の除去	止瀉薬
	カルシウムの補給		滋養強壮保健薬 （カルシウム主薬製剤）
ボレイ（牡蛎）	制酸	胃酸の働きを弱める	胃の薬（制酸薬）
乳酸カルシウム	吸着	有害物質の除去	止瀉薬
	カルシウムの補給		滋養強壮保健薬 （カルシウム主薬製剤）
リン酸水素カルシウム	制酸	胃酸の働きを弱める	胃の薬（制酸薬）
	吸着	有害物質の除去	止瀉薬
塩化カルシウム	電解質成分		眼科用薬
クエン酸カルシウム	カルシウムの補給		滋養強壮保健薬 （カルシウム主薬製剤）
グルコン酸カルシウム	カルシウムの補給		滋養強壮保健薬 （カルシウム主薬製剤）

第 17 章　ミネラル成分ってなんだ

5） アルミニウム「Al」

アルミニウムは、原子番号 13 の元素である。アルミニウムが単独で有効成分となっているわけではなく、有効成分の"塩"として含有されている。

アルミニウムを含む有効成分は、胃酸を中和し、胃腸障害を緩和することを目的として、胃の薬、かぜ薬、解熱鎮痛薬に用いられる。また、腸管内の異常発酵で生じた有害物資を吸着除去することを目的として、止瀉薬に配合される。なお、合成ヒドロタルサイト、メタケイ酸アルミン酸マグネシウムについては、アルミニウムとマグネシウムの両方を含んでいる。

＜アルミニウムを含む有効成分の配合される薬効群＞

アルミニウムを含む 有効成分	作用の 種類	薬効	配合される 主な薬効群
ケイ酸アルミニウム	制酸	胃酸の働きを弱める	かぜ薬 解熱鎮痛薬
天然ケイ酸アルミニウム	吸着	有害物質の除去	止瀉薬
水酸化アルミニウムゲル	制酸	胃酸の働きを弱める	かぜ薬 解熱鎮痛薬
乾燥水酸化アルミニウムゲル	制酸	胃酸の働きを弱める	胃の薬（制酸薬）
ジヒドロキシアルミニウム モノアセテート	制酸	胃酸の働きを弱める	胃の薬（制酸薬）
ヒドロキシナフトエ酸 アルミニウム	吸着	有害物質の除去	止瀉薬
合成ヒドロタルサイト	制酸	胃酸の働きを弱める	胃の薬（制酸薬）
メタケイ酸アルミン酸 マグネシウム	制酸	胃酸の働きを弱める	胃の薬（制酸薬） 解熱鎮痛薬

注意！

アルミニウムを含む医薬品は、アルミニウム脳症やアルミニウム骨症を引き起こすおそれがあるので、長期の連用を控える必要がある。

腎機能の低下・不全者は、アルミニウムの排泄がうまくできず、体内に貯留しやすいので、とりわけ注意する必要がある。

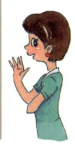

123

6) 鉄「Fe」

鉄は、原子番号 26 の元素であり、酸素の運搬に関与するヘモグロビン（赤血球の構成タンパク質の 1 つ）の活性中心として働いている。鉄成分は、体内の鉄欠乏状態を改善し、造血機能を回復することを目的として、貧血用薬に配合されている。

＜鉄成分の配合される薬効群＞

鉄成分	作用の種類	薬効	配合される主な薬効群
フマル酸第一鉄	鉄分の補給	造血機能の回復	貧血用薬
溶性ピロリン酸第二鉄	鉄分の補給	造血機能の回復	貧血用薬
可溶性含糖酸化鉄	鉄分の補給	造血機能の回復	貧血用薬
クエン酸鉄アンモニウム	鉄分の補給	造血機能の回復	貧血用薬

7) 亜鉛「Zn」

亜鉛は、原子番号 30 の元素であり、種々の酵素活性の発現に関係している。亜鉛を利用した有効成分には、酸化亜鉛と硫酸亜鉛水和物があり、いずれも収斂成分として一般用医薬品に配合されている。（P103 参照）

＜亜鉛成分の配合される薬効群＞

亜鉛成分	作用の種類	薬効	配合される主な薬効群
酸化亜鉛	皮膜の形成	患部の保護・止血	外用痔疾用薬
		患部の保護	外皮用薬
硫酸亜鉛水和物	皮膜の形成	眼粘膜の保護	眼科用薬

8) 銅「Cu」

銅は、原子番号 29 の元素であり、ヘモグロビンの産生過程で、鉄の代謝や輸送に関係しているため、貧血用薬に配合されている。

＜銅成分の配合される薬効群＞

銅成分	作用の種類	薬効	配合される主な薬効群
硫酸銅	銅の補給	造血機能の回復	貧血用薬

9） コバルト「Co」

コバルトは、原子番号 27 の元素であり、ビタミン B12 の構成成分となっている。赤血球の形成にはビタミン B12 の働きが不可欠であるため、貧血用薬に配合されている。

＜コバルト成分の配合される薬効群＞

コバルト成分	作用の種類	薬効	配合される主な薬効群
硫酸コバルト	コバルトの補給	造血機能の回復	貧血用薬

１０） マンガン「Mn」

マンガンは、原子番号 25 の元素であり、糖質・脂質・タンパク質の代謝をする際に働く酵素の構成物質となっているため、エネルギー合成を促進する目的で、貧血用薬に配合されている。

＜マンガン成分の配合される薬効群＞

マンガン成分	作用の種類	薬効	配合される主な薬効群
硫酸マンガン	マンガンの補給	エネルギー合成の促進	貧血用薬

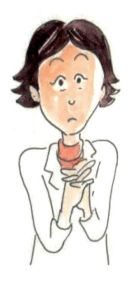
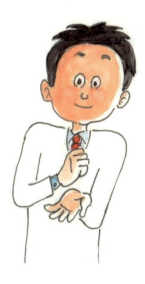

１１）硫黄「S」

硫黄は、原子番号 16 の元素であり、生体内では、システインやメチオニン（いずれもアミノ酸の１つ）等に含まれている。硫黄成分は、角質軟化作用を示すため、皮膚表面の角質成分を溶解することを目的として、外皮用薬に配合されている。

＜硫黄成分の配合される薬効群＞

硫黄成分	作用の種類	配合される主な薬効群
イオウ	角質軟化 抗菌 抗真菌	外皮用薬

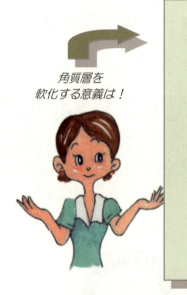

角質層を軟化する意義は！

皮膚は、表面から、表皮、真皮、皮下組織の三層構造からなるが、表皮は、表皮の一番外側の層を構成している。角質層は、「死んだ表皮細胞」と「細胞間脂質（セラミド等）」からなっており、異物はもちろんのこと、有効成分の浸透をブロックする働きがある。そこで、有効成分を皮膚に浸透しやすくし、薬効が効果的に現れることを目的として、角質軟化作用をもつ硫黄成分が外皮用薬に配合されている。

第17章　ミネラル成分ってなんだ

12）　その他（アミノ酸成分）

　　ミネラルではないが、一般用医薬品にはアミノ酸成分が配合されたものがある。アミノ酸成分は、筋肉の疲労を回復することを目的として、眼科用薬、滋養強壮保健薬に配合される。また、メラニン色素の生成抑制や排出を促す作用を期待して、滋養強壮保健薬に配合されている。

＜アミノ酸成分の配合される薬効群＞

アミノ酸成分	作用の種類	薬効	配合される主な薬効群
アスパラギン酸カリウム	目の疲労回復		眼科用薬
アスパラギン酸マグネシウム	目の疲労回復		眼科用薬
アスパラギン酸ナトリウム	骨格筋の疲労回復		滋養強壮保健薬
システイン	メラニンの生成抑制メラニンの排出促進	色素沈着の改善	滋養強壮保健薬
	アルコールの分解促進アセトアルデヒドの代謝促進	二日酔い	滋養強壮保健薬
システイン塩酸塩	メラニンの生成抑制メラニンの排出促進	色素沈着の改善	滋養強壮保健薬
	アルコールの分解促進アセトアルデヒドの代謝促進	二日酔い	滋養強壮保健薬

第18章 ビタミン成分ってなんだ

1 ビタミンってなんだ

　ビタミンって何だろう。江戸時代、江戸の町では脚気が大流行したそうだ。大名の参勤交代で、江戸と国許（領地のこと）を1年ごとに往来した武士達は、江戸で生活すると脚気にかかり、国許に戻ると治ってしまったことから、脚気のことを"江戸の奇病"と呼んで恐れていた。明治時代に勃発した日清戦争や日露戦争でも、多くの脚気患者が発生した。日露戦争では、陸軍で25万人もの脚気の患者を出したので、動員兵力の4分の1が戦闘によらずして失われた計算になる。当時、脚気の原因は"脚気菌"なるものによる感染症と考えられており、陸軍の軍医総監の地位にあった森鷗外（作家としても有名な人物）も、"脚気菌"が原因と思いこんでいた。

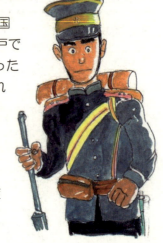

　一方、海軍の軍医総監であった高木兼寛（慈恵会医科大学の創始者となる人物）は、白米を主食とすることが脚気の原因ではないかと考えていた。そこで、米に麦を混ぜたご飯（麦飯）やパンを海兵の食事としていたので、陸軍とは異なり海軍では脚気の患者がほとんど出なかったといわれている。

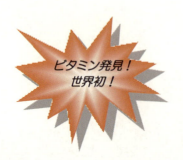

　玄米や麦飯、パンにはあって、白米にないもの、それは一体何なのであろうか。
　日露戦争が終結して5年後の1910年、鈴木梅太郎が米の糠から抗脚気因子を発見し、これをオリザニン（ビタミンB1のこと）と名づけた。これは、世界初となるビタミンの発見であり、医学研究における日本初の快挙ともいえた。
　しかし、それでも当時の医学界では、"脚気菌"なるものが脚気を引き起こすとする説が有力であった。鈴木が医学部ではなく農学部の出身者であり、オリザニンの欠乏が脚気の原因となることを認めてしまうと、医学界の権威の失墜を招くとの思いがあったのかもしれない。ともあれ、当時の日本の医学界の"権威者"たちは、鈴木の画期的な研究成果を認めようとしなかったばかりか、非難までしたと伝えられている。

さて、人間は、生命を維持するためには、何かを食べなければならない。どうしても食べないと、健康な身体状態を維持できないものが5つある。それが五大栄養素といわれる食品成分である。1つは炭水化物、2つタンパク質、3つ脂質、4つミネラル、そして5つビタミンである。

ビタミンは次のように定義されている。

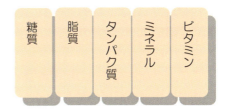

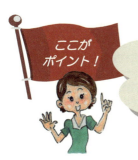

ビタミンは、
炭水化物、タンパク質、脂質、ミネラル以外の栄養素のうち、微量であるが

生命維持に不可欠な物質をいう。

2 ビタミンがもたらす薬効ってなんだ

ビタミンは生命維持に不可欠な物質であることから、医薬品に含まれるビタミンは、ビタミン欠乏症（ビタミンが不足した場合に起こる疾患）やそれに関連する症状に対する薬効を期待して用いられる。

なお、一般用医薬品には、下記のものが、ビタミン成分として配合されている。

1）ビタミンA	5）ビタミンC	9）パントテン酸（ビタミンB5）
2）ビタミンD	6）ビタミンB1	10）ビタミンB6
3）ビタミンE	7）ビタミンB2	11）ビオチン（ビタミンB7）
4）ビタミンK	8）ナイアシン（ビタミンB3）	12）葉酸（ビタミンB9）
		13）ビタミンB12

1) ビタミンA「レチノール」

　　ビタミン A は、レチノールとも呼ばれる脂溶性のビタミンである。体内では、皮膚や粘膜組織、光刺激の伝達に関与し、欠乏すると、角膜乾燥症や皮膚・粘膜の障害、夜盲症の症状が現れる。

　　このような性質をもつビタミン A は、視力調整等の反応の改善を目的として眼科用薬に、患部の組織修復を目的として外用痔疾用薬に、また、ビタミン A の補給を目的として滋養強壮保健薬に配合されている。

＜ビタミンA成分の配合される薬効群＞

ビタミンA成分	薬効	配合される主な薬効群
レチノール酢酸エステル	視力調整	眼科用薬
	ビタミンAの補給	滋養強壮保健薬 （ビタミンA主薬製剤）
レチノールパルミチン酸エステル	視力調整	眼科用薬
	ビタミンAの補給	滋養強壮保健薬 （ビタミンA主薬製剤）
ビタミンA油	患部の組織修復	外用痔疾用薬 外皮用薬
	ビタミンAの補給	滋養強壮保健薬 （ビタミンA主薬製剤）
肝油	ビタミンAの補給	滋養強壮保健薬 （ビタミンA主薬製剤）

2) ビタミンD　「カルシフェロール」

　　ビタミン D は、カルシフェロールとも呼ばれる脂溶性のビタミンである。消化管でのカルシウムの吸収促進、あるいは骨組織へのカルシウムの沈着を促す等、カルシウム代謝に関係している。欠乏すると、くる病や骨軟化症を発症する。

　　このような性質をもつビタミン D は、その補給を目的として、滋養強壮保健薬に配合されている。

＜ビタミンD成分の配合される薬効群＞

ビタミンD成分	薬効	配合される主な薬効群
エルゴカルシフェロール	ビタミンDの補給	滋養強壮保健薬 （ビタミンD主薬製剤）
コレカルシフェロール	ビタミンDの補給	滋養強壮保健薬 （ビタミンD主薬製剤）

第 18 章　ビタミン成分ってなんだ

3) ▶ ビタミン E　「トコフェロール」

　ビタミン E は、トコフェロールとも呼ばれる脂溶性のビタミンである。体内では脂質からの活性酸素の発生を抑えるため、その抗酸化効果を期待して、食品では抗酸化剤としても利用されている。

　このような性質をもつビタミン E は、血行促進を目的として、高コレステロール改善薬、外用痔疾用薬、内用痔疾用薬、婦人薬、眼科用薬、外皮用薬、歯槽膿漏薬に、また、ビタミン E の補給を目的として、滋養強壮保健薬に配合されている。

<ビタミン E 成分の配合される薬効群>

ビタミン E 成分	薬効	配合される主な薬効群
トコフェロール	血行促進	外皮用薬
	ビタミン E の補給	滋養強壮保健薬（ビタミン E 主薬製剤）
トコフェロール酢酸エステル	血行促進	高コレステロール改善薬
	血行促進	高コレステロール改善薬 外用痔疾用薬 内用痔疾用薬 眼科用薬 外皮用薬 歯槽膿漏薬
	ビタミン E の補給	滋養強壮保健薬（ビタミン E 主薬製剤）
トコフェロールコハク酸エステル	血行促進	内用痔疾用薬 婦人薬
	ビタミン E の補給	滋養強壮保健薬（ビタミン E 主薬製剤）
トコフェロールコハク酸エステルカルシウム	血行促進	歯槽膿漏薬

4）　ビタミン K　「フィトナジオン」

　　ビタミン K は、植物等に含まれるビタミン K1（フィトナジオン）、微生物が産生するビタミン K2（メナキノン）、人工的に合成されるビタミン K3（メナジオン）等に分類される脂溶性のビタミンである。体内では種々の血液凝固因子の形成に関与し（P93 参照）、欠乏すると、血液凝固不全に起因する疾患の誘発が懸念される。

　　このような性質をもつビタミン K は、止血効果を目的として、歯槽膿漏薬に配合されている。（P92 参照）

＜ビタミン K 成分の配合される薬効群＞

ビタミン K 成分	薬効	配合される主な薬効群
フィトナジオン （ビタミン K1）	止血	歯槽膿漏薬

5）　ビタミン C　「アスコルビン酸」

　　ビタミン C は、アスコルビン酸とも呼ばれる水溶性のビタミンである。体内の酸化還元反応に関与し、欠乏すると、壊血病を引き起こす。

　　このような性質をもつビタミン C は、鉄分の吸収促進を目的として貧血用薬に、組織の修復及び止血を期待して歯槽膿漏薬に配合される。また、ビタミン C の補給を目的として、かぜ薬、解熱鎮痛薬、婦人薬、内服アレルギー用薬、滋養強壮保健薬に配合されている。

＜ビタミン C 成分の配合される薬効群＞

ビタミン C 成分	薬効	配合される主な薬効群
アスコルビン酸	鉄分の吸収促進	貧血用薬
	組織修復・止血	歯槽膿漏薬
	ビタミン C の補給	かぜ薬 解熱鎮痛薬 婦人薬 内服アレルギー用薬 滋養強壮保健薬 （ビタミン C 主薬製剤）
アスコルビン酸ナトリウム	ビタミン C の補給	滋養強壮保健薬 （ビタミン C 主薬製剤）
アスコルビン酸カルシウム	組織修復・止血	歯槽膿漏薬
	ビタミン C の補給	かぜ薬 解熱鎮痛薬 滋養強壮保健薬 （ビタミン C 主薬製剤）

第 18 章　ビタミン成分ってなんだ

6）　ビタミン B1　「チアミン」

　　ビタミン B1 は、チアミンとも呼ばれる水溶性のビタミンである。炭水化物をエネルギーに変換するにあたり不可欠な役割を担っており、欠乏すると、脚気の症状が現れる。
　　このような性質をもつビタミン B1 は、倦怠感の緩和を期待して眠気防止薬に、ビタミン B1 の補給を目的として、かぜ薬、解熱鎮痛薬、婦人薬、滋養強壮保健薬に配合されている。

＜ビタミン B1 成分の配合される薬効群＞

ビタミン B1 成分	薬効	配合される主な薬効群
チアミン塩化物塩酸塩	倦怠感の緩和	眠気防止薬
	ビタミン B1 の補給	解熱鎮痛薬 婦人薬 滋養強壮保健薬 （ビタミン B1 主薬製剤）
チアミン硝化物	倦怠感の緩和	眠気防止薬
	ビタミン B1 の補給	かぜ薬 解熱鎮痛薬 婦人薬 滋養強壮保健薬 （ビタミン B1 主薬製剤）
フルスルチアミン塩酸塩	ビタミン B1 の補給	かぜ薬 滋養強壮保健薬 （ビタミン B1 主薬製剤）
チアミンジスルフィド	ビタミン B1 の補給	かぜ薬 滋養強壮保健薬 （ビタミン B1 主薬製剤）
ベンフォチアミン	ビタミン B1 の補給	かぜ薬
ビスイブチアミン	ビタミン B1 の補給	かぜ薬 滋養強壮保健薬 （ビタミン B1 主薬製剤）
ビスベンチアミン	ビタミン B1 の補給	かぜ薬 解熱鎮痛薬
ビスチアミン硝酸塩	ビタミン B1 の補給	滋養強壮保健薬 （ビタミン B1 主薬製剤）
ジセチアミン塩酸塩	ビタミン B1 の補給	解熱鎮痛薬
ジベンゾイルチアミン	ビタミン B1 の補給	解熱鎮痛薬

7) ビタミン B2 「リボフラビン」

ビタミン B2 は、リボフラビンとも呼ばれる水溶性のビタミンである。脂肪・炭水化物・タンパク質の代謝、呼吸、赤血球の形成、抗体の産生、正常な発育等に必要とされる。甲状腺の正常な活性の維持、皮膚・爪・頭髪等の正常な健康状態の維持に不可欠であり、不足すると口内炎や舌炎、皮膚炎などの症状を生じる。

このような性質をもつビタミン B2 は、吐きけの緩和を期待して乗物酔い防止薬に、コレステロール代謝の改善を期待して高コレステロール改善薬に、倦怠感の緩和を期待して眠気防止薬に、角膜の組織呼吸の促進を期待して眼科用薬に配合される。また、ビタミン B2 の補給を目的として、かぜ薬、解熱鎮痛薬、婦人薬、内服アレルギー用薬、滋養強壮保健薬に配合されている。

＜ビタミン B2 成分の配合される薬効群＞

ビタミン B2 成分	薬効	配合される主な薬効群
リボフラビン	吐きけの緩和	乗物酔い防止薬
	ビタミン B2 の補給	かぜ薬 解熱鎮痛薬 婦人薬
リボフラビン 酪酸エステル	コレステロール代謝の改善	高コレステロール改善薬
	ビタミン B2 の補給	滋養強壮保健薬 （ビタミン B2 主薬製剤）
リボフラビン リン酸エステルナトリウム	倦怠感の緩和	眠気防止薬
	ビタミン B2 の補給	かぜ薬 解熱鎮痛薬 婦人薬 内服アレルギー用薬 滋養強壮保健薬 （ビタミン B2 主薬製剤）
フラビンアデニン ジヌクレオチドナトリウム	角膜の組織呼吸の促進	眼科用薬
	ビタミン B2 の補給	滋養強壮保健薬 （ビタミン B2 主薬製剤）

第18章　ビタミン成分ってなんだ

8）ナイアシン（ビタミンB3）

　ナイアシンは、ビタミンB3とも呼ばれる水溶性のビタミンである。体の酸化還元反応に関係し、また、皮膚・粘膜を正常に保ち、血行を良くする働きをもつ。欠乏すると、皮膚炎、口内炎、神経炎、下痢等の症状が現れる。

　このような性質をもつナイアシンは、倦怠感の緩和を期待として眠気防止薬に、吐きけの緩和を期待して乗物酔い防止薬に、血行促進を目的として外皮用薬に配合される（P110参照）。また、ナイアシンの補給を目的として、内服アレルギー用薬、滋養強壮保健薬に配合されている。

＜ナイアシン（ビタミンB3）成分の配合される薬効群＞

ナイアシン成分	薬効	配合される主な薬効群
ニコチン酸	ナイアシンの補給	滋養強壮保健薬
ニコチン酸アミド	倦怠感の緩和	眠気防止薬
	吐きけの緩和	乗物酔い防止薬
	ナイアシンの補給	内服アレルギー用薬 滋養強壮保健薬
ニコチン酸ベンジルエステル	血行促進	外皮用薬

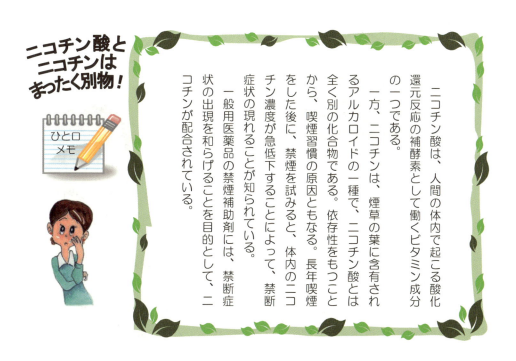

ニコチン酸とニコチンはまったく別物！

ひと口メモ

　ニコチン酸は、人間の体内で起こる酸化還元反応の補酵素として働くビタミン成分の一つである。

　一方、ニコチンは、煙草の葉に含有されるアルカロイドの一種で、ニコチン酸とは全く別の化合物である。依存性をもつことから、喫煙習慣の原因ともなる。長年喫煙をした後に、禁煙を試みると、体内のニコチン濃度が急低下することによって、禁断症状の現れることが知られている。

　一般用医薬品の禁煙補助剤には、禁断症状の出現を和らげることを目的として、ニコチンが配合されている。

9） パントテン酸　（ビタミン B5）

　パントテン酸は、ビタミン B5 とも呼ばれる水溶性のビタミンで、糖代謝や脂肪酸代謝に関係している。
　このような性質をもつパントテン酸は、目の調節機能の回復を期待として眼科用薬に、倦怠感の緩和を期待して眠気防止薬に配合される。また、パントテン酸の補給を目的として、内服アレルギー用薬、滋養強壮保健薬に配合されている。

＜パントテン酸（ビタミン B5）成分の配合される薬効群＞

パントテン酸成分	薬効	配合される主な薬効群
パンテノール	目の調節機能の回復	眼科用薬
	パントテン酸の補給	内服アレルギー用薬
パントテン酸カルシウム	倦怠感の緩和	眠気防止薬
	目の調節機能の回復	眼科用薬
	パントテン酸の補給	内服アレルギー用薬 滋養強壮保健薬

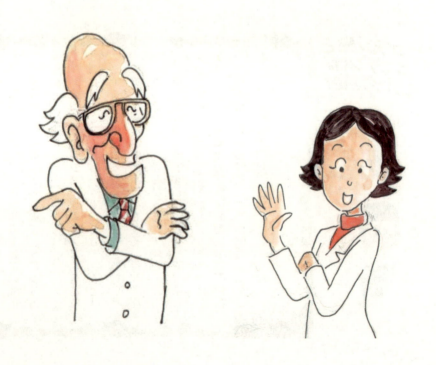

第 18 章　ビタミン成分ってなんだ

１０）　ビタミン B6「ピリドキシン、ピリドキサール」

　　ビタミン B6 は、水溶性のビタミンで、不足すると、貧血、神経機能の不調等の症状が現れる。

　　このような性質をもつビタミン B6 は、倦怠感の緩和を期待して眠気防止薬に、吐きけの緩和を期待して乗物酔い防止薬に、ヘモグロビンの産生に働くことを期待して貧血用薬に、目の疲れの改善を期待として眼科用薬に配合される。また、ビタミン B6 の補給を目的として、婦人薬、内服アレルギー用薬、滋養強壮保健薬に配合されている。

<ビタミン B6 成分の配合される薬効群>

ビタミン B6 成分	薬効	配合される主な薬効群
ピリドキシン塩酸塩	倦怠感の緩和	眠気防止薬
	吐きけの緩和	乗物酔い防止薬
	ヘモグロビンの産生	貧血用薬
	目の疲れの改善	眼科用薬
	ビタミン B6 の補給	婦人薬 内服アレルギー用薬 滋養強壮保健薬 （ビタミン B6 主薬製剤）
ピリドキサール リン酸エステル	ヘモグロビンの産生	貧血用薬
	ビタミン B6 の補給	内服アレルギー用薬 滋養強壮保健薬 （ビタミン B6 主薬製剤）

１１）　ビオチン　（ビタミン B7）

　　ビオチンは、ビタミン B7 とも呼ばれる水溶性のビタミンで、皮膚の炎症防止に関係している。

　　このような性質をもつビオチンは、その補給を目的として、滋養強壮保健薬に配合されている

<ビオチン（ビタミン B7）成分の配合される薬効群>

ビオチン成分	薬効	配合される主な薬効群
ビオチン	ビオチンの補給	滋養強壮保健薬

137

１２） 葉酸 （ビタミン B9）

　　葉酸は、ビタミン B9 とも呼ばれる水溶性のビタミンで、核酸代謝やアミノ酸代謝に関係している。欠乏すると貧血の症状が現れる。

　　このような性質をもつ葉酸は、赤血球の形成に働くことを期待して、貧血用薬に配合されている。

＜ビオチン（ビタミン B7）成分の配合される薬効群＞

葉酸成分	薬効	配合される主な薬効群
葉酸	赤血球の形成	貧血用薬

１３） ビタミン B12 「コバラミン」

　　ビタミン B12 は、コバラミンと呼ばれる水溶性のビタミンで、葉酸とともに赤血球の産生に関与している。ビタミン B12 が不足すると、だるさ、めまい、動悸、手足のしびれといった症状が現れ、また、悪性貧血になるおそれがある。

　　このような性質をもつビタミン B12 は、倦怠感の緩和を期待して眠気防止薬に、赤血球の形成に働くことを期待して貧血用薬に、目の調整機能の回復を期待して眼科用薬に配合される。また、ビタミン B12 の補給を目的として、滋養強壮保健薬に配合されている。

＜ビタミン B12 成分の配合される薬効群＞

ビタミン B12 成分	薬効	配合される主な薬効群
シアノコバラミン	倦怠感の緩和	眠気防止薬
	赤血球の形成	貧血用薬
	目の調整機能の回復	眼科用薬
	ビタミン B12 の補給	婦人薬 滋養強壮保健薬
ヒドロキソコバラミン 塩酸塩	赤血球の形成	貧血用薬
	ビタミン B12 の補給	滋養強壮保健薬

14) キャベジン（ビタミン U）

キャベジン（メチルメチオニンスルホニウムクロライド）は、ビタミン U とも呼ばれる水溶性の**ビタミン様物質**で、胃粘液分泌促進や胃粘膜修復に働く。

このような性質をもつキャベジンは、胃粘液の分泌を促し、荒れた胃粘膜の修復を促すことを目的として、胃の薬に配合されている。

＜キャベジン成分の配合される薬効群＞

キャベジン成分	薬効	配合される主な薬効群
メチルメチオニンスルホニウムクロライド	胃粘膜修復	胃の薬

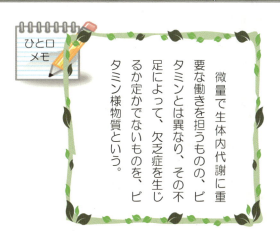

ひと口メモ：微量で生体内代謝に重要な働きを担うものの、ビタミンとは異なり、その不足によって、欠乏症を生じるか定かでないものを、ビタミン様物質という。

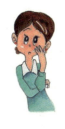

ビタミン様物質って？

15) その他

アミノエチルスルホン酸（タウリン）は、人間の体内で合成できることから、ビタミンには区分されない。しかし、猫の体内では、これを合成できず、食事から摂取しなければならないので、猫にとっては"ビタミン"といえる。

アミノエチルスルホン酸は、疲労回復を期待してかぜ薬、婦人薬に、倦怠感の緩和を期待して眠気防止薬に、目の疲労の改善を期待して眼科用薬に、肝機能の改善を期待して滋養強壮保健薬に配合されている。

＜その他の成分＞

その他の成分	薬効	配合される主な薬効群
アミノエチルスルホン酸（タウリン）	疲労回復	かぜ薬 婦人薬
	倦怠感の緩和	眠気防止薬
	目の疲労の改善	眼科用薬
	肝機能の改善	滋養強壮保健薬

第19章 殺菌消毒成分ってなんだ

抗菌成分 抗真菌成分 駆虫成分 殺虫成分

- アクリノール
- オキシドール
- セチルピリジニウム塩化物
- マーキュロクロム
- 殺菌消毒成分
- ベンゼトニウム塩化物
- クロルヘキシジングルコン酸塩
- ベンザルコニウム塩化物
- クロルヘキシジン塩酸塩
- デカリニウム塩化物
- フェノール
- 歯科用フェノールカンフル
- サラシ粉
- イソプロピルメチルフェノール
- チモール
- 木クレオソート
- オイゲノール
- クレゾール石鹸液
- レゾルシン
- ポリアルキルポリアミノエチルグリシン塩酸塩
- ポビドンヨード
- ヨウ化カリウム
- ヨウ素
- ポリオキシエチレンアルキルフェニルエーテル
- エタノール
- 次亜塩素酸ナトリウム
- イソプロパノール
- トリクロルイソシアヌル酸
- ジクロルイソシアヌル酸ナトリウム

第 19 章　殺菌消毒成分ってなんだ

殺菌消毒成分の配合されている一般用医薬品の例

外皮用薬	キズアワワ、アポスティーローション　等
消毒薬	日曹ハイクロンG、ネオクロールT-20S　等
鎮咳去痰薬	浅田飴せきどめ、コバドリントローチS　等
口腔咽喉薬・うがい薬	新コルゲンコーワうがいぐすり、ノバボンうがい薬　等
止瀉薬	セイロガン糖衣A、正露丸　等
鼻炎用点鼻薬	アネトンコールタイジン、アルフィット鼻炎スプレー　等
歯痛薬・歯槽膿漏薬	生葉液薬、新デントヘルス　等
口内炎用薬	サトウ口内軟膏、新デスパコーワ　等
外用痔疾用薬	プリザクリーンエース、メンソレータムリシーナ軟膏A　等

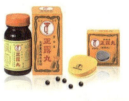
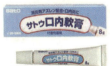

1　殺菌消毒ってなんだ

　消毒ってどういう意味だろう。消毒と似たように感じる言葉に"抗菌"、"抗真菌"、あるいは"殺菌"、"滅菌"なんてものがある。これらは同じことを意味しているのだろうか。それとも違うのだろうか。実は、それぞれの用語は微生物をやっつけるという点で共通している。しかし、それぞれ異なる意味合いを含んでいるのだ。

1） 消毒ってなんだ

　まずは、消毒と抗菌の意味の違いを整理しよう。消毒とは、病原微生物に物理的な損傷を与えて、その"病原性（病気を引き起こす能力のこと）を減退させる"ことを意味している。一方、抗菌とは、病原微生物（細菌、真菌、ウイルス）のうち、細菌のもつ代謝メカニズムを阻害することによって、"その増殖を抑える"ことをいうのだ。

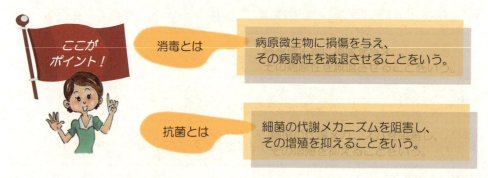

消毒とは　病原微生物に損傷を与え、その病原性を減退させることをいう。

抗菌とは　細菌の代謝メカニズムを阻害し、その増殖を抑えることをいう。

2） 殺菌と滅菌の違い

　次に、殺菌と滅菌の意味の違いを整理してみる。殺菌とは、病原微生物を殺し、あるいは不活性化することをいうが、その程度（一部を殺傷するか全部を殺傷するか）を考慮しないことをいう。つまり、病原微生物の"一部"でも殺傷することを殺菌というし、その"大部分"を死滅させても殺菌という。消毒成分は、病原微生物に物理的な損傷を与えて、殺傷する作用をもつものが多いことから、"殺菌消毒成分"と呼ばれている。

　一方で、滅菌とは、病原微生物をことごとく死滅させることを意味している。つまり、"一匹"残らず殺菌することを、滅菌というのだ。

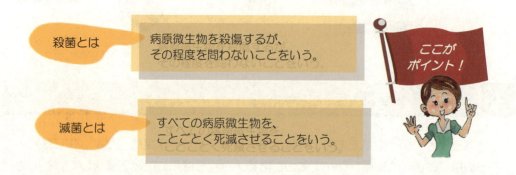

殺菌とは　病原微生物を殺傷するが、その程度を問わないことをいう。

滅菌とは　すべての病原微生物を、ことごとく死滅させることをいう。

第19章　殺菌消毒成分ってなんだ

2　殺菌消毒成分が配合されている一般用医薬品

　殺菌消毒作用を示す有効成分は、病原微生物の種類や作用の強さ、あるいは使用した際のリスクの程度を考慮しつつ使用される。病原微生物は、薬剤に対する耐性の違いから、細菌、真菌、結核菌、ウイルスの4つに分類されることが多い。一般的に、細菌がもっとも殺菌消毒しやすく、真菌、結核菌、ウイルスの順番に消毒が難しくなる。したがって、殺菌消毒成分は、この4つの分類に対する作用性を考慮した上で使用する必要がある。

　殺菌消毒成分は、病原微生物に損傷を与え、その病原性を減退させることを目的として、次のような一般用医薬品に配合されている。

＜殺菌消毒成分の配合される薬効群＞

消毒成分	作用の種類	対象	配合される主な薬効群
アクリノール	殺菌消毒	細菌	止瀉薬 外皮用薬 口内炎用薬、
オキシドール（過酸化水素水）	殺菌消毒	細菌	外皮用薬
マーキュロクロム	殺菌消毒	細菌	外皮用薬
セチルピリジニウム塩化物	殺菌消毒	細菌、真菌	鎮咳去痰薬 口腔咽喉薬 外用痔疾用薬 鼻炎用点鼻薬 外皮用薬 歯痛薬 歯槽膿漏薬 口内炎用薬
ベンゼトニウム塩化物	殺菌消毒	細菌、真菌	口腔咽喉薬 鼻炎用点鼻薬 外皮用薬
ベンザルコニウム塩化物	殺菌消毒	細菌、真菌	外用痔疾用薬 鼻炎用点鼻薬 外皮用薬
デカリニウム塩化物	殺菌消毒	細菌、真菌	口腔咽喉薬 外用痔疾用薬
クロルヘキシジングルコン酸塩	殺菌消毒	細菌、真菌	口腔咽喉薬 外皮用薬 歯槽膿漏薬 消毒薬

クロルヘキシジン塩酸塩	殺菌消毒	細菌、真菌	口腔咽喉薬 外用痔疾用薬 外皮用薬 口内炎用薬
フェノール	殺菌消毒	細菌、真菌	外皮用薬 歯痛薬
歯科用フェノールカンフル	殺菌消毒	細菌、真菌	歯痛薬
イソプロピル メチルフェノール	殺菌消毒	細菌、真菌	外用痔疾用薬 外皮用薬 歯槽膿漏薬
レゾルシン	殺菌消毒	細菌、真菌	外皮用薬
チモール	殺菌消毒	細菌、真菌	口腔咽喉薬 外皮用薬 歯槽膿漏薬
オイゲノール	殺菌消毒	細菌、真菌	歯痛薬
木クレオソート	殺菌消毒	細菌、真菌	止瀉薬 歯痛薬
クレゾール石鹸液	殺菌消毒	細菌、真菌、結核菌	消毒薬
ポリアルキルポリアミノ エチルグリシン塩酸塩	殺菌消毒	細菌、真菌、結核菌	消毒薬
ポリオキシエチレンアルキル フェニルエーテル	殺菌消毒	細菌、真菌、結核菌	消毒薬
ポビドンヨード	殺菌消毒	細菌、真菌、結核菌、ウイルス	口腔咽喉薬 外皮用薬 口内炎用薬
ヨウ化カリウム	殺菌消毒	細菌、真菌、結核菌、ウイルス	口腔咽喉薬
ヨウ素	殺菌消毒	細菌、真菌、結核菌、ウイルス	口腔咽喉薬
エタノール	殺菌消毒	細菌、真菌、結核菌、ウイルス	外皮用薬 消毒薬
イソプロパノール	殺菌消毒	細菌、真菌、結核菌、ウイルス	消毒薬
次亜塩素酸ナトリウム	殺菌消毒	細菌、真菌、結核菌、ウイルス	消毒薬
サラシ粉	殺菌消毒	細菌、真菌、結核菌、ウイルス	消毒薬
ジクロルイソシアヌル酸 ナトリウム	殺菌消毒	細菌、真菌、結核菌、ウイルス	消毒薬
トリクロルイソシアヌル酸	殺菌消毒	細菌、真菌、結核菌、ウイルス	消毒薬

第19章　殺菌消毒成分ってなんだ

3　**抗菌・抗真菌作用を持つ一般用医薬品**

1)　　抗菌成分が配合されている一般用医薬品

　抗菌成分は、病原微生物のうち、細菌の増殖を抑制することを目的として一般用医薬品に配合されている。なお、細菌は、これらの医薬品に対して抵抗性（薬剤耐性のこと）を獲得することがあり、せっかくの薬剤が効かなくなる場合もあるので注意する必要がある。

＜抗菌成分の配合される薬効群＞

抗菌成分	作用の種類	薬効	配合される主な薬効群
ベルベリン塩化物	抗菌	細菌の増殖抑制	止瀉薬
タンニン酸ベルベリン	抗菌	細菌の増殖抑制	止瀉薬
ホウ酸	抗菌	細菌の増殖抑制	眼科用薬
スルファメトキサゾール	抗菌（DNA合成阻害）	細菌の増殖抑制	眼科用薬
スルファメトキサゾールナトリウム	抗菌（DNA合成阻害）	細菌の増殖抑制	眼科用薬
スルファジアジン	抗菌（DNA合成阻害）	細菌の増殖抑制	外皮用薬
ホモスルファミン	抗菌（DNA合成阻害）	細菌の増殖抑制	外皮用薬
スルフイソキサゾール	抗菌（DNA合成阻害）	細菌の増殖抑制	外皮用薬
バシトラシン	抗菌（細胞壁合成阻害）	細菌の増殖抑制	外皮用薬
硫酸フラジオマイシン	抗菌（タンパク質合成阻害）	細菌の増殖抑制	外皮用薬
クロラムフェニコール	抗菌（タンパク質合成阻害）	細菌の増殖抑制	外皮用薬

145

細菌と真菌の違いってなんだ？

細菌は、個々の細胞体が運動し、細胞分裂によって増殖する。さらに細胞構造からみると、構造の単純な「原核細胞」に分類される。なお、細菌に区分される微生物に「結核菌」がある。結核菌は、細胞体表面に特殊な膜を備えており、薬剤耐性が著しく高いため、一般細菌とは別の分類で扱われることが多い。

一方の真菌は、カビやキノコの仲間で運動性をもたず、多くの場合、胞子によって増える性質をもっている。水虫やたむし、女性に多く見られるカンジダ症などはこの真菌によって引き起こされる病気である。

真菌の細胞構造からみると、動物や植物と同じ「真核細胞」から構成されている。つまり、同じ病原微生物であっても、真菌と細菌は全く別の系統に属する生物ということができる。

2) 抗真菌成分が配合されている一般用医薬品

真菌に対して"抗菌成分"は無効であるので、真菌の増殖抑制には"抗真菌成分"が用いられる。一般用医薬品で用いられる抗真菌成分のターゲットは、"みずむし"、"ぜにたむし"、"いんきんたむし"の原因となる**白癬菌（はくせんきん）**である。白癬菌は、皮膚糸状菌（ひふしじょうきん）というカビの一種であり、その増殖を抑える抗真菌成分が、外皮用薬に配合されている。

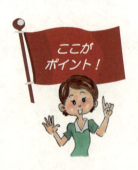

ここがポイント！

抗真菌とは

白癬菌の代謝メカニズムを阻害し、その増殖を抑えることをいう

第19章　殺菌消毒成分ってなんだ

<抗真菌成分の配合される薬効群>

抗真菌成分	作用の種類	薬効	配合される主な薬効群
オキシコナゾール硝酸塩	抗真菌（細胞膜成分の産生抑制）	白癬菌の増殖抑制	外皮用薬
ネチコナゾール塩酸塩	抗真菌（細胞膜成分の産生抑制）	白癬菌の増殖抑制	外皮用薬
ビホナゾール	抗真菌（細胞膜成分の産生抑制）	白癬菌の増殖抑制	外皮用薬
スルコナゾール硝酸塩	抗真菌（細胞膜成分の産生抑制）	白癬菌の増殖抑制	外皮用薬
エコナゾール硝酸塩	抗真菌（細胞膜成分の産生抑制）	白癬菌の増殖抑制	外皮用薬
クロトリマゾール	抗真菌（細胞膜成分の産生抑制）	白癬菌の増殖抑制	外皮用薬
ミコナゾール硝酸塩	抗真菌（細胞膜成分の産生抑制）	白癬菌の増殖抑制	外皮用薬
チオコナゾール	抗真菌（細胞膜成分の産生抑制）	白癬菌の増殖抑制	外皮用薬
アモロルフィン塩酸塩	抗真菌（細胞膜成分の産生抑制）	白癬菌の増殖抑制	外皮用薬
ブテナフィン塩酸塩	抗真菌（細胞膜成分の産生抑制）	白癬菌の増殖抑制	外皮用薬
テルビナフィン塩酸塩	抗真菌（細胞膜成分の産生抑制）	白癬菌の増殖抑制	外皮用薬
シクロピロクスオラミン	抗真菌（細胞膜輸送の阻害）	白癬菌の増殖抑制	外皮用薬
ウンデシレン酸	抗真菌（pHを酸性）	白癬菌の増殖抑制	外皮用薬
ウンデシレン酸亜鉛	抗真菌（pHを酸性）	白癬菌の増殖抑制	外皮用薬
ピロールニトリン	抗真菌（呼吸・代謝抑制）	白癬菌の増殖抑制	外皮用薬

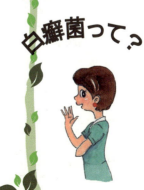

ひと口メモ

白癬菌は、真菌の一種で、皮膚等に寄生することによって皮膚疾患を引き起こす。白癬菌が手足に白癬菌が寄生した疾患を「みずむし」といい、胴や四肢に寄生したものを「ぜにたむし」、内股に寄生したものを「いんきんたむし」、爪に寄生したものを「爪白癬」、頭部に寄生したものを「しらくも」と呼んでいる。

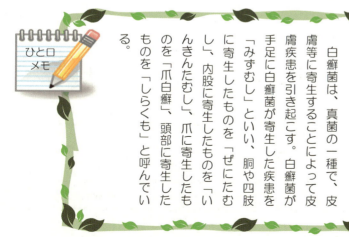

147

4　その他の成分

> **1)** 駆虫成分が配合されている一般用医薬品

　今日ではあまり耳にすることもなくなったが、戦前（あるいは、昭和20年代から40年代頃まで）は、人の身体に寄生する回虫によって引き起こされる"回虫症"は、国民の多くを悩ます重大な疾患の1つだった。野菜を生で食する習慣のある日本では、野菜に付着した回虫の卵を生きたまま食べてしまうことが多かったことに加え、野菜栽培の肥料として人糞がそのまま用いられていたことが主な原因であった。当時の小中学校では、虫下し（駆虫薬のこと）を服用する日があり、児童たちが鼻をつまみながら、茶碗に並々と注がれた虫下しを、「マズーイ」と言いながら飲み干したものだ。世界的にみると、今日でも回虫の感染者は14億人もいるといわれている。

　回虫などの寄生虫は、病原微生物と同様に人の身体を住まいとするが、"微生物"ではなく、れっきとした線形動物に属する生物である。したがって、消毒成分や抗菌成分、抗真菌成分で退治することはできない。寄生虫を体外に排出させる働きをもつ"駆虫成分"が必要となるのである。

　一般用医薬品が駆虫のターゲットとする寄生虫は、回虫と蟯虫である。駆虫成分は、消化管内の回虫、蟯虫を麻痺させ、肛門より体外に排出させる作用をもっている。

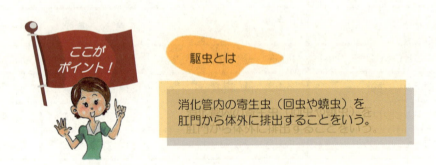

駆虫とは

消化管内の寄生虫（回虫や蟯虫）を肛門から体外に排出することをいう。

＜駆虫成分の配合される薬効群＞

駆虫成分	作用の種類	対象	配合される主な薬効群
サントニン	駆虫	回虫	駆虫薬
カイニン酸	駆虫	回虫	駆虫薬
ピペラジンリン酸塩	駆虫	回虫、蟯虫	駆虫薬
パモ酸ピルビニウム	駆虫	蟯虫	駆虫薬

第19章 殺菌消毒成分ってなんだ

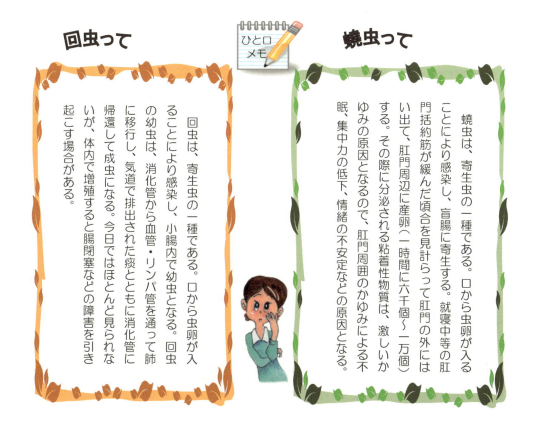

回虫って

回虫は、寄生虫の一種である。口から虫卵が入ることにより感染し、小腸内で幼虫となる。回虫の幼虫は、消化管から血管・リンパ管を通って肺に移行し、気道で排出された痰とともに消化管に帰還して成虫になる。今日ではほとんど見られないが、体内で増殖すると腸閉塞などの障害を引き起こす場合がある。

蟯虫って

蟯虫は、寄生虫の一種である。口から虫卵が入ることにより感染し、盲腸に寄生する。就寝中等の肛門括約筋が緩んだ頃合を見計らって肛門の外には出て、肛門周辺に産卵（一時間に六千個〜一万個）する。その際に分泌される粘着性物質は、激しいかゆみの原因となるので、肛門周囲のかゆみによる不眠、集中力の低下、情緒の不安定などの原因となる。

2） 殺虫成分が配合されている一般用医薬品

　疾病を媒介したり、物を汚染するなどして、保健衛生上の害を及ぼす虫のことを"衛生害虫"という。衛生害虫には、ハエ、蚊、ゴキブリ、シラミ、トコジラミ、ノミ、イエダニ、ツツガムシ、屋内塵性（おくないじんせい）ダニ等が該当する。これらの衛生害虫を殺虫する作用をもつ物質を"殺虫成分"という。
　なお、衛生害虫の防除を目的とする有効成分には、殺虫作用をもつものの他に、**蛹化（ようか）阻害作用**、**脱皮（だっぴ）阻害作用**、そして**忌避（きひ）作用**を持つものがある。これらの成分は、殺虫剤や忌避剤に配合されている。

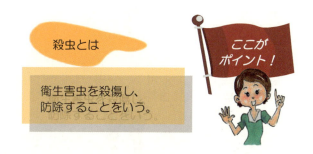

殺虫とは

衛生害虫を殺傷し、防除することをいう。

ここがポイント！

149

＜殺虫等の成分の配合される薬効群＞

殺虫等の成分	成分の種類	薬効	配合される主な薬効群	備考
ジクロルボス	有機リン酸系	殺虫	殺虫剤	P27 参照
ダイアジノン	有機リン酸系	殺虫	殺虫剤	P27 参照
フェニトロチオン	有機リン酸系	殺虫	殺虫剤	P27 参照
フェンチオン	有機リン酸系	殺虫	殺虫剤	P27 参照
トリクロルホン	有機リン酸系	殺虫	殺虫剤	P27 参照
クロルピリホスメチル	有機リン酸系	殺虫	殺虫剤	P27 参照
プロペタンホス	有機リン酸系	殺虫	殺虫剤	P27 参照
ペルメトリン	ピレスロイド系	殺虫	殺虫剤	
フタルスリン	ピレスロイド系	殺虫	殺虫剤	
フェノトリン	ピレスロイド系	殺虫	殺虫剤	
プロポクスル	カーバマイド系	殺虫	殺虫剤	P27 参照
メトキサジアゾン	オキシジアゾール系	殺虫	殺虫剤	P27 参照
オルトジクロロベンゼン	有機塩素系	殺虫	殺虫剤	
メトプレン	昆虫成長阻害	蛹化阻害	殺虫剤	
ピリプロキシフェン	昆虫成長阻害	蛹化阻害	殺虫剤	
ジフルベンズロン	昆虫成長阻害	脱皮阻害	殺虫剤	
ディート	忌避		忌避剤	

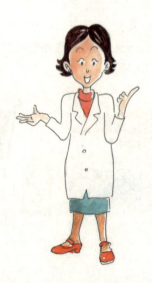

第19章 殺菌消毒成分ってなんだ

蛹化阻害作用って？

衛生害虫には、蛹の期間を経るもの（完全変態という）と、蛹にならずに幼虫から直接成虫になるもの（不完全変態という）とがある。

殺虫剤の中には、幼虫が蛹になることを妨げる作用を示すものがあり、これを蛹化阻害作用という。蛹になれない昆虫は、成虫になれないので、交尾・産卵して増殖することができなくなる。なお、蛹化阻害成分が有効なのは、完全変態のものだけであり、それ以外の衛生害虫には無効となる。

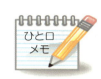
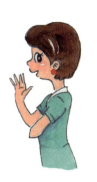

脱皮阻害作用って？

衛生害虫は、脱皮を重ねることによって成長することができる。

殺虫剤の中には、幼虫の脱皮を妨げる作用を示すものがあり、これを脱皮阻害作用という。脱皮できない衛生害虫は、成長することができず、当然ながら成虫になれないので、交尾・産卵して増殖することができなくなる。

忌避作用って？

公衆衛生用薬の中には、殺虫作用をもたないものの、衛生害虫の嫌う成分を蒸散させることにより、防除の役割を果たすものがある。この作用を忌避作用という。蚊による吸血の防除に有効である。

第20章 生菌成分ってなんだ

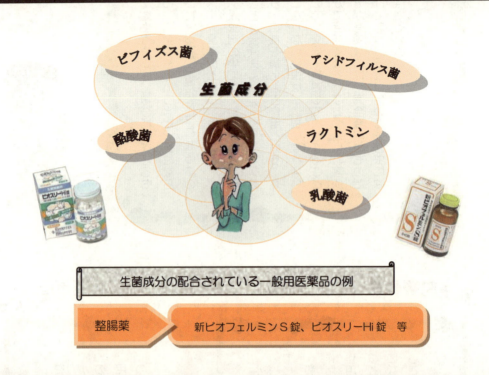

生菌成分の配合されている一般用医薬品の例

整腸薬 → 新ビオフェルミンS錠、ピオスリーHi錠 等

1 生菌ってなんだ

　生菌って何だろう。地球上にはさまざまな生き物がいるように、我々の腸の中にもたくさんの種類の細菌が存在している。これらの細菌は、"腸内細菌"と呼ばれ、お互いが影響を及ぼし合って生活しており、また、宿主となる人体とも共生関係にあるといわれている。

　もっとも、それぞれの腸内細菌がお互いに仲良く暮らしているというわけではない。本質的には自分の仲間だけを増やし、自分の仲間以外を根絶やしにしようと、せめぎ合い牽制し合って生きているのである。

　大腸には、実に100兆個ともいわれる膨大な数の腸内細菌が住みついており、その総重量は1kgを超えるともいわれている。
また、糞便の成分の過半は水分であるが、そのほか消化管壁から剥がれ落ちた残骸が15~20%、食物の残滓が5%であるのに対し、腸内細菌の死骸は10~15%と結構多い。

> 腸内細菌は100兆個！
>
> 糞便の中には死骸が10%~15%も！
>
> 総重量は1kg！

第 20 章　生菌成分ってなんだ

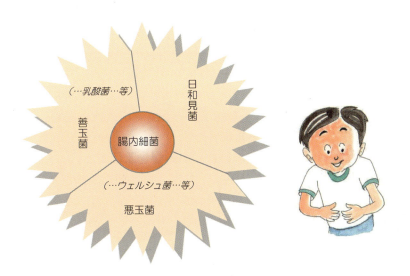

　腸内細菌は、善玉菌、悪玉菌、日和見菌の3つに大別することができる。腸内細菌の中には、**ウェルシュ菌**といって、組織破壊作用をもった毒素をまきちらす"悪玉菌"がいたりする。しかし、**乳酸菌**などの善玉菌が腸内に多く存在していると、ウェルシュ菌の増殖が牽制され、結果的に人体にとって好ましい影響を及ぼすことが知られている。なお、悪玉菌といっても、食物を腐敗させたり分解させたりして排泄しやすくするなど、人体にとって役立つものもあり、何がなんでも悪者と決めつけることはできない。また、日和見菌は、普段はほとんど影響を与えることはないが、悪玉菌群が優勢になると、人体に悪い影響を及ぼすといわれている。

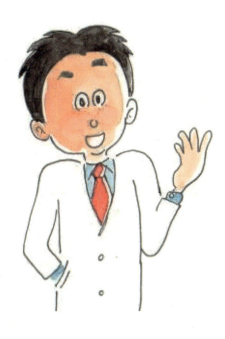

　これら3つタイプの菌が**腸内細菌叢**をつくり、バランスを保ちながら、健康な腸内環境をつくっている。このような腸内細菌がひしめき合っているところに、病原菌が侵入してきたとしても、なかなか増殖できるものではない。それぞれの腸内細菌がただ一所懸命に生きていることが、結果的に、病原菌を排除するなど人体の防御機構の1つとして役立っているのだ。

153

2　生菌成分の働き

以上のような腸内細菌のうち、人体に有益な働きをする"生きている細菌"が生菌成分として、一般用医薬品に利用されている。

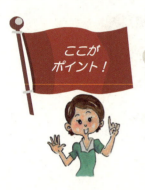

ここがポイント！

生菌成分とは、**人体に好ましい影響を及ぼす、**生きた腸内細菌のことをいう。

人体への好ましい影響により、お腹の調子が整えられ、整腸効果がもたらされる。

ウェルシュ菌って？

主要な腸内細菌の一つで、嫌気性細菌に分類される。組織破壊作用を持つ毒素を放出し、人体に好ましくない影響を及ぼすことから、「悪玉菌」の代表格として位置づけられることが多い。

乳酸菌って？

主要な腸内細菌の一つで、乳酸を放出する嫌気性細菌のことをいう。ヨーグルトや漬物などの発酵食品を作り出す細菌として、古くから人類に利用されてきた歴史をもつ。人体には悪影響を及ぼさないばかりか、ウェルシュ菌などの「悪玉菌」の増殖を抑える働きをもっていることもあり、「善玉菌」として扱われている。

ひとロメモ

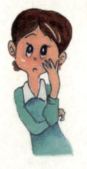

第20章 生菌成分ってなんだ

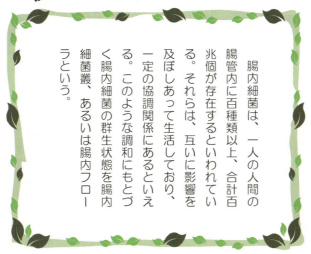

腸内細菌叢って

腸内細菌は、一人の人間の腸管内に百種類以上、合計百兆個が存在するといわれている。それらは、互いに影響を及ぼしあって生活しており、一定の協調関係にあるといえる。このような調和にもとづく腸内細菌の群生状態を腸内細菌叢、あるいは腸内フローラという。

3 生菌成分が配合されている一般用医薬品

　生菌成分は、腸内細菌叢を正常に保つことによって、整腸効果を発現する。そのような作用を利用することを目的として、生菌成分は、次のような一般用医薬品に配合されている。

＜生菌成分の配合される薬効群＞

生菌成分	薬効	配合される主な薬効群
ビフィズス菌	整腸	胃の薬（整腸薬）
アシドフィルス菌	整腸	胃の薬（整腸薬）
ラクトミン	整腸	胃の薬（整腸薬）
乳酸菌	整腸	胃の薬（整腸薬）
酪酸菌	整腸	胃の薬（整腸薬）

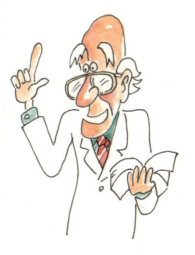

第 21 章　生薬成分ってなんだ

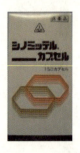 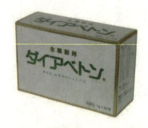 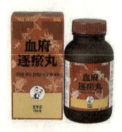

1　生薬ってなんだ

　生薬って何だろう。人類の歴史と同じだけ、薬の歴史が存在するといわれている。"薬"という字は、"草カンムリ"に"楽"とかき、その草カンムリは植物を意味している。一方、楽は、「楽しい」ということではなく、実は「すりつぶす」という意味合いを含んでいるのだ。昔の人は、薬草をすりつぶして用いてきたことから、「薬」という字がつくられたといわれている。

　19 世紀を迎えるまで、人類は、植物（草根木皮）や動物の臓器、鉱物などを、細切したり、粉末にしたり、乾燥したり、煎じたりして薬としてきた。現在のように、そうしたものから有効成分を抽出・精製し、さらには有効成分と同じような化学構造をもつ成分を人の手で合成することが可能になったのは、19 世紀に入ってからのことである。だから、今ある医薬品のほとんどが登場したのは、ほんのつい最近のことといえるのだ。

　したがって、医薬品の開発技術が進展し、化学合成された医薬品群がきちんと整備されている日本やヨーロッパにおいても、長い歴史をもつ生薬が今なお医薬品として認められている。このように、植物の草根木皮、動物の臓器などを乾燥、細切、粉砕したもの、一定の加工を加えたもののうち、医薬品として承認されたものを"生薬"という。

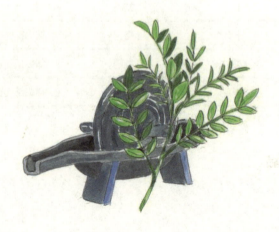

生薬には、右のようなタイプがある。

生薬は、永年の経験に裏打ちされた有効成分ということもできるが、実は、その薬効が科学的知見で実証されているものも少なくない。代表的な例では、マオウ、ボレイ、マクリ等が挙げられる。マオウ（マオウ科のマオウ等の地下茎）は、鎮咳作用をもつ生薬として今日でも使用されている。このマオウの有効成分はエフェドリンという物質であり、そのエフェドリンの誘導体が鎮咳効果、止血効果、充血緩和効果を目的として用いられている。また、ボレイ（イタボガキ科カキの貝殻）は、炭酸カルシウムを主成分としているので、制酸作用を目的として胃の薬に配合されている。マクリ（海草の一種であるフジマツモ科のマクリの全藻）は、回虫の駆除成分のカイニン酸を有効成分として含有する生薬成分である。

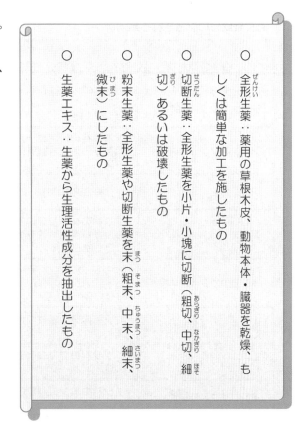

○ 全形（ぜんけい）生薬：薬用の草根木皮、動物本体・臓器を乾燥、もしくは簡単な加工を施したもの

○ 切断（せつだん）生薬：全形生薬を小片・小塊に切断（粗切（あらぎり）、中切（なかぎり）、細切（ほそぎり））あるいは破壊したもの

○ 粉末生薬：全形生薬や切断生薬を末（粗末（そまつ）、中末（ちゅうまつ）、細末（さいまつ）、微末（びまつ））にしたもの

○ 生薬エキス：生薬から生理活性成分を抽出したもの

2　生薬成分が配合されている一般用医薬品

　生薬を主な配合成分とする一般用医薬品には、"生薬製剤"や"漢方処方製剤"がある。次章でも説明するが、"漢方"とは、もともと中国から伝えられ、日本で発展した医学のことをさし、その漢方医学の考え方に沿うように生薬を組み合わせた薬剤を"漢方薬"という。漢方薬に配合されている生薬の種類、配合分量、加工法などは、歴史的な評価を受けながら現在まで伝えられており、エキス化した生薬をそうした漢方処方に従って組合せ、顆粒剤や錠剤などに製剤化したものを、特に「漢方処方製剤」と呼んでいる。

　一方、「生薬製剤」は、漢方医学に基づいて生薬を組み合わせたものではなく、現在の生薬に関する薬学的な知見にしたがって生薬を配合し、製剤化したものである。

　生薬成分は、生薬製剤や漢方処方製剤のほか、さまざまな一般用医薬品の配合成分として用いられている。

＜生薬成分の配合される薬効群＞　　　　　　　　　　　　　　　　　※50音順

生薬成分	基原	期待される作用	配合される主な薬効群 ※漢方処方製剤及び生薬製剤を除く
アカメガシワ（赤芽槲）	トウダイグサ科のアカメガシワの樹皮	胃粘膜保護	胃の薬
アセンヤク（阿仙薬）	アカネ科のガンビールの葉等から得た水製乾燥エキス	整腸	胃の薬（整腸薬）
アルニカ	キク科のアルニカ	抗炎症 血行促進	外皮用薬
アロエ	ユリ科のケープアロエ等の葉から得た液汁を乾燥したもの	大腸の刺激	瀉下薬
インヨウカク（淫羊霍）	メギ科のエピメディウム・ブレビコルヌム、イカリソウ等の地上部	強壮 血行促進 強精作用	強心薬 滋養強壮保健薬
ウイキョウ（茴香）	セリ科のウイキョウの果実	芳香	口腔咽喉薬 胃の薬（健胃薬）
ウワウルシ	ツツジ科のクマコケモモの葉	利尿 尿路の殺菌消毒	泌尿器用薬
エンゴサク（延胡索）	ケシ科のエンゴサクの塊茎	鎮痛鎮痙	胃腸鎮痛鎮痙薬
オウギ（黄耆）	マメ科のキバナオウギの根	強壮	滋養強壮保健薬
オウゴン（黄芩）	シソ科のコガネバナの周皮を除いた根	芳香 抗炎症	胃の薬（健胃薬） 内用痔疾用薬
オウバク（黄柏）	ミカン科のキハダ等の周皮を除いた樹皮	苦味 止瀉 収斂 抗菌 抗炎症 血行促進	胃の薬（健胃薬） 止瀉薬 外皮用薬
オウヒ（桜皮）	バラ科のヤマザクラ等の周皮を除いた樹皮	去痰	かぜ薬 鎮咳去痰薬
オウレン（黄連）	キンポウゲ科のオウレン等の根をほとんど除いた根茎	苦味 止瀉 収斂 抗菌 抗炎症	胃の薬（健胃薬） 止瀉薬 婦人薬
オリブ油	モクセイ科のオリーブの果実を圧搾して得た脂肪油	保湿	外皮用薬
オンジ（遠志）	ヒメハギ科のイトヒメハギの根	去痰	鎮咳去痰薬
カイカ（槐花）	マメ科のエンジュの蕾	止血	内用痔疾用薬

第 21 章　生薬成分ってなんだ

カイカク（槐角）	マメ科のエンジュの成熟果実	止血	内用痔疾用薬
カオリン	カオリナイト等からなる粘土	有害物質の吸着	止瀉薬
カゴソウ（夏枯草）	シソ科のウツボグサの花穂	利尿	泌尿器用薬
カシュウ（何首烏）	タデ科ツルドクダミの塊根タデ科のツルドクダミの塊根	皮脂の除去 強壮	毛髪用薬 滋養強壮保健薬
カッコン（葛根）	マメ科のクズの周皮を除いた根	解熱 鎮痙	かぜ薬
カノコソウ（鹿子草）	オミナエシ科のカノコソウの根茎及び根	鎮静	解熱鎮痛薬 催眠鎮静薬 婦人薬
カンゾウ（甘草）	マメ科のウラルカンゾウ等の根及びストロン	健胃 抗炎症 去痰	かぜ薬 解熱鎮痛薬 小児鎮静薬 鎮咳去痰薬 内用痔疾用薬 婦人薬 内服アレルギー用薬
キキョウ（桔梗）	キキョウ科のキキョウの根	痰 痰を伴う咳	かぜ薬 鎮咳去痰薬
キササゲ（木大角豆）	ノウゼンカズラ科のキササゲ等の果実	利尿	泌尿器用薬
キョウニン（杏仁）	バラ科のホンアンズ、アンズ等の種子	鎮静	鎮咳去痰薬
ケイガイ（荊芥）	シソ科のケイガイの花穂	発汗 解熱 鎮痛 鼻閉	内服アレルギー用薬
ケイヒ（桂皮）	クスノキ科のシンナモムム・カッシアの樹皮又は周皮の一部を除いたもの	解熱 芳香	かぜ薬 解熱鎮痛薬 胃薬
ケツメイシ（決明子）	マメ科のエビスグサ等の種子	整腸	胃の薬（整腸薬）
ケンゴシ（牽牛子）	ヒルガオ科のアサガオの種子	大腸の刺激	瀉下薬
ゲンチアナ	リンドウ科のゲンチアナの根及び根茎	苦味用	胃の薬（健胃薬）
ゲンノショウコ（現の証拠）	フウロソウ科のゲンノショウコの地上部	整腸	胃の薬（整腸薬）
コウカ（紅花）	キク科のベニバナの管状花	血行促進	循環器用薬
コウブシ（香附子）	カヤツリグサ科のハマスゲの根茎	鎮静 鎮痛 滞っている月経	かぜ薬 婦人薬

159

コウボク（厚朴）	モクレン科のホオノキ等の樹皮	芳香	胃の薬（健胃薬）
ゴオウ（牛黄）	ウシ科のウシの胆嚢中に生じた結石	強心 血管拡張 鎮静 解熱	かぜ薬 小児鎮静薬 強心薬 滋養強壮保健薬
ゴバイシ（五倍子）	ウルシ科のヌルデの若芽や葉上にアブラムシが寄生し、その刺激によって葉上に生成したのう状虫こぶ	収斂	止瀉薬
ゴミシ（五味子）	マツブサ科のチョウセンゴミシの果実	鎮咳 強壮	鎮咳去痰薬 滋養強壮保健薬
サイコ（柴胡）	セリ科のミシマサイコの根	抗炎症 鎮痛 解熱	かぜ薬 内用痔疾用薬
サイシン（細辛）	ウマノスズクサ科のウスバサイシン等の根及び根茎	鎮痛 鎮咳 利尿 鼻閉	内服アレルギー用薬
サフラン	アヤメ科のサフランの柱頭	鎮静 鎮痛 滞っている月経	小児鎮静薬 強心薬 婦人薬
サンキライ（山帰来）	ユリ科のケナシサルトリイバラの塊茎	利尿	泌尿器用薬
サンザシ（山査子）	バラ科のサンザシ等の偽果	健胃 消化促進	
サンシシ（山梔子）	アカネ科のクチナシの果実	抗炎症 血行促進	外皮用薬 歯痛薬
サンシュユ（山茱萸）	ミズキ科のサンシュユの偽果の果肉	強壮	滋養強壮保健薬
サンソウニン（酸棗仁）	クロウメモドキ科のサネブトナツメの種子	鎮静	催眠鎮静薬 婦人薬
サンヤク（山薬）	ヤマノイモ科のヤマノイモ等の周皮を除いた根茎	強壮	滋養強壮保健薬
ジオウ（地黄）	ゴマノハグサ科のアカヤジオウ等の根又はそれを蒸したもの	血行促進 強壮 鎮静 鎮痛	婦人薬 滋養強壮保健薬
シコン（紫根）	ムラサキ科のムラサキの根	組織修復 抗菌 抗炎症	外用痔疾用薬 口内炎用薬
シャクヤク（芍薬）	ボタン科のシャクヤクの根	鎮痛 鎮痙 鎮静	解熱鎮痛薬 胃腸鎮痛鎮痙薬 婦人薬

第 21 章　生薬成分ってなんだ

生薬名	基原	作用	用途
ジャコウ（麝香）	シカ科のジャコウジカの雄の麝香腺分泌物	強心 覚醒 鎮静 血行促進	小児鎮静薬 強心薬
シャゼンソウ（車前草）	オオバコ科のオオバコの花期の全草	去痰	かぜ薬 鎮咳去痰薬
ジュウヤク（十薬）	ドクダミ科のドクダミの花期の地上部	大腸の刺激	瀉下薬
ショウキョウ（生姜）	ショウガ科のショウガの根茎	芳香 解熱	かぜ薬 解熱鎮痛薬 胃の薬（健胃薬）
ショウマ（升麻）	キンポウゲ科のサラシナショウマ等の根茎	発汗 解熱 解毒 消炎	かぜ薬
ジリュウ（地竜）	フトミミズ科の内部を除いたもの	解熱	かぜ薬 解熱鎮痛薬
シンイ（辛夷）	モクレン科のタムシバ、コブシ等の蕾	鎮静 鎮痛	内服アレルギー用薬
ジンコウ（沈香）	ジンチョウゲ科のジンコウ等の材	鎮静 健胃 強壮	小児鎮静薬 強心薬
シンジュ（真珠）	ウグイスガイ科のアコヤガイ等の外套膜組成中に病的に形成された顆粒状物質	鎮静	強心薬
セイヨウトチノミ	トチノキ科のセイヨウトチノキの種子	血行促進 抗炎症	外用痔疾用薬 内用痔疾用薬 外皮用薬
セキサン（石蒜）	ヒガンバナ科のヒガンバナ鱗茎	去痰	かぜ薬 鎮咳去痰薬
セネガ	ヒメハギ科のセネガ等の根	去痰	かぜ薬 鎮咳去痰薬
センキュウ（川芎）	セリ科のセンキュウの根茎を湯通ししたもの	血行促進 強壮 鎮静 鎮痛	かぜ薬 婦人薬 滋養強壮保健薬
センソ	ヒキガエル科のシナヒキガエル等の毒腺の分泌物を集めたもの	強心	強心薬
センナ	マメ科のチンネベリセンナ等の小葉	大腸の刺激	瀉下薬 内用痔疾用薬
センブリ（千振）	リンドウ科のセンブリの開花期の全草	苦味 止瀉	胃の薬（健胃薬） 止瀉薬
ソウジュツ（蒼朮）	キク科のホソバオケラ等の根茎	芳香	胃の薬（健胃薬） 婦人薬
ソウハクヒ（桑白皮）	クワ科のマグワの根皮	利尿	泌尿器用薬

161

ダイオウ（大黄）	タデ科のショウヨウダイオウ、ダイオウ等の根茎	大腸の刺激	瀉下薬 内用痔疾用薬 婦人薬
タイソウ（大棗）	クロウメモドキ科のナツメの果実	強壮	滋養強壮保健薬
チクセツニンジン（竹節人参）	ウコギ科のトチバニンジンの根茎を湯通ししたもの	血行促進 抗炎症	かぜ薬 毛髪用薬
チャボトケイソウ	南米原産のトケイソウ科の開花期における茎及び葉	鎮静	催眠鎮静薬
チョウジ（丁子）	フトモモ科のチョウジの蕾	芳香	小児鎮静薬 口腔咽喉薬 胃の薬（健胃薬）
チョウトウコウ（釣藤鈎）	アカネ科のカギカズラ等の通例とげ	鎮静	催眠鎮静薬
チンピ（陳皮）	ミカン科のウンシュウミカンの成熟した果皮	芳香	胃の薬（健胃薬）
トウガラシ（唐辛子）	ナス科のトウガラシの果実	血行促進	外皮用薬
トウキ（当帰）	セリ科のトウキ等の根を湯通ししたもの	血行促進 強壮 鎮静 鎮痛	内用痔疾用薬 婦人薬 滋養強壮保健薬
動物胆	ウシ等の胆汁を乾燥したもの	苦味 利胆	小児鎮静薬 胃の薬（健胃薬） 胃の薬（消化薬） 強心薬
ナンテンジツ（南天実）	メギ科のシロミナンテン又はナンテンの果実	鎮咳	かぜ薬 鎮咳去痰薬
ニンジン（人参）	ウコギ科のオタネニンジンの細根を除いた根	滋養強壮	かぜ薬 小児鎮静薬 強心薬 婦人薬 滋養強壮保健薬
バクモンドウ（麦門冬）	ユリ科のジャノヒゲの根の膨大部	鎮咳 去痰 滋養強壮	鎮咳去痰薬
ハッカ（薄荷）	シソ科のハッカの地上部	芳香 血行促進 鎮痛 鎮痒	口腔咽喉薬 外用痔疾用薬 外皮用薬 歯痛薬
ハンゲ(半夏)	サトイモ科のカラスビシャクのコルク層を除いた塊茎	鎮咳	鎮咳去痰薬
ハンピ（反鼻）	内臓を取り除いたマムシ	強壮 血行促進 強精	滋養強壮保健薬

第 21 章　生薬成分ってなんだ

ヒノキチオール	ヒノキ科のタイワンヒノキ等から得られた精油成分	抗菌 殺菌消毒 血行促進 抗炎症	毛髪用薬 歯槽膿漏薬
ヒマシ油（蓖麻子油）	トウダイグサ科のトウゴマの種子(ヒマシ)を圧搾して得られた油	小腸の刺激	瀉下薬
ビャクジュツ（白朮）	キク科のオケラの根茎等	芳香	胃の薬（健胃薬） 婦人薬
ブクリョウ（茯苓）	サルノコシカケ科のマツホドの菌核で、外層をほとんど除いたもの	利尿 健胃 鎮静	泌尿器用薬 婦人薬
ブシ（附子）	キンポウゲ科のハナトリカブト等の塊根を減毒加工したもの	血行促進 利尿 鎮痛	
プランタゴ・オバタ	オオバコ科の植物の種子又は種皮	瀉下	瀉下薬
ボウイ（防己）	ツヅラフジ科のオオツヅラフジの蔓性の茎及び根茎	鎮痛 利尿	解熱鎮痛薬
ボウフウ（防風）	セリ科のボウフウの根及び根茎	発汗 解熱 鎮痛 鎮痙	かぜ薬
ボタンピ（牡丹皮）	ボタン科のボタンの根皮	鎮痛鎮痙 鎮静	解熱鎮痛薬 内用痔疾用薬 婦人薬
ホップ	アサ科のホップの成熟した球果状の果穂	鎮静	催眠鎮静薬
ボレイ（牡蛎）	イボタガキ科のカキの貝殻	制酸	胃の薬（制酸薬）
マオウ（麻黄）	マオウ科のマオウ等の地上茎	気管拡張 発汗促進 利尿	かぜ薬 鎮咳去痰薬
マクリ	フジマツモ科のマクリの全藻	回虫	駆虫薬
ミルラ（没薬）	カンラン科のミルラノキ等の植物の皮部の傷口から流出して凝固した樹脂	収斂 抗菌	口腔咽喉薬 歯槽膿漏薬
モクキンピ（木槿皮）	アオイ科のムクゲの幹皮	抗真菌	外皮用薬
モクツウ（木通）	アケビ科のアケビ等の蔓性の茎を横切りしたもの	利尿	泌尿器用薬 婦人薬
ユーカリ	フトモモ科のユーカリノキ等の葉	血行促進 鎮痛 鎮痒	口腔咽喉薬 外皮用薬 歯痛薬

ユウタン（熊胆）	クマ科のヒグマ等の胆汁を乾燥したもの	苦味 利胆	小児鎮静薬 胃の薬（健胃薬） 胃の薬（消化薬） 強心薬
ヨクイニン（薏苡仁）	イネ科のハトムギの種皮を除いた種子	肌荒れ いぼ	滋養強壮保健薬
ラタニア	クラメリア科のクラメリア・トリアンドラ等の根	収斂 抗炎症	口腔咽喉薬 歯槽膿漏薬
リュウタン（竜胆）	リンドウ科のトウリンドウ等の根及び根茎	苦味	胃の薬（健胃薬）
リュウノウ（竜脳）	フタバガキ科リュウノウジュの樹幹に析出する精油の結晶	気つけ	小児鎮静薬 強心薬
レイヨウカク（羚羊角）	ウシ科のサイカレイヨウ等の角	鎮静	小児鎮静薬 強心薬
レンギョウ（連翹）	モクセイ科のレンギョウ等の果実	鎮痛 抗菌	
ロートコン（莨菪根）	ナス科のハシリドコロ等の根茎及び根	胃液分泌抑制 鎮痛鎮痙 鎮暈	乗物酔い防止薬 胃腸鎮痛鎮痙薬
ロクジョウ（鹿茸）	シカ科のマンシュウアカジカ等の雄のまだ角化していない、もしくは、わずかに角化した幼角	強心 強壮 血行促進	強心薬 滋養強壮保健薬

第22章　漢方処方製剤ってなんだ

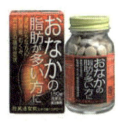
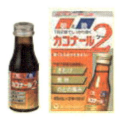
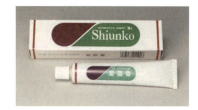

1　漢方ってなんだ

　漢方って何だろう。漢方とは、古くから中国より伝わり、日本において発展した医学のことをさす。その後、江戸時代にオランダから伝わった西洋医学（蘭方）と区別するために、漢方医学と呼ばれるようになった。

　漢方薬は、使用する人の体質や症状その他の状態に適した処方を既成の処方の中から選択して用いられるものであり、漢方処方は、処方自体が1つの有効成分として独立したものという見方をすべきものである。例えば、一般用医薬品のかぜ薬には、有効成分の1つとして、漢方処方成分の小柴胡湯が配合されている場合がある。

　漢方薬を使用する場合、有効性及び安全性を確保する上で、漢方独自の病態認識である「証」に基づくことが重要である。使用者の「証」に合った漢方薬が選択されれば効果が期待できるが、合わないものが選択され使用されると、効果が得られないばかりでなく、副作用を招きやすくなるので注意してほしい。

　さて、その「証」には、虚実、陰陽、気血水、五臓などがあるが、一般用漢方処方製剤では、一般の生活者にもそれが理解できるように、専門用語の「証」を使わずに、「証」に対応した使用制限などを表す「しばり」を添付文書に示している。

西洋医学と漢方の違い

① 西洋医学では、「病名」に従って、用いる薬剤を決定する。

② 漢方では、患者の病態や体質を複合的にみた「証」に従って、用いる漢方処方を決定する。

「証」に対応する「しばり」は、以下に示すような表現となっている。

証		しばり
虚実	実の病態	体力が充実
	虚実の尺度で中間の病態	体力中等度
	虚の病態	体力虚弱
	虚実の病態に関わらず幅広く	体力にかかわらず
陰陽	陽の病態	のぼせぎみで顔色が赤く
	陰の病態	疲れやすく冷えやすい
気血水	水毒の病態	口渇があり、尿量が減少する
	血虚の病態	皮膚の色つやが悪く
五臓	脾胃虚弱の病態	胃腸虚弱
	肝陽上亢の病態	いらいらして落ち着きのない

漢方薬と漢方処方製剤は同じ？

漢方薬と漢方処方製剤は全く同じものなのだろうか。漢方では、『頭痛がする』とか『胃が痛い』などの個々の症状に応じて薬剤を選ぶわけではなく、患者の体質や症状を複合的にみた「証」に従って漢方処方（薬）を決定するという考え方をとっている。したがって投薬は、患者ごとに処方を決めて、その生薬を粉剤や丸薬としたり、煎じたりして、患者ごとに行う。例えば、漢方の専門医に診てもらうと、紅茶のティーパックのような「煎剤（木部、樹皮、根など主として硬い部分を二十〜三十分間ほどとろ火で熱して、有効成分を抽出する製剤）」や「浸剤（花や葉、種子、材など植物の柔らかい部分を、熱湯により有効成分を抽出する製剤）」を出してくれるが、患者はこれをお湯に浸すなどして服用する。

一方、漢方処方製剤は、調剤されたもののように患者ごとに処方、調剤されたものが、本来の漢方薬といえる。

一方、漢方処方製剤は、薬を服用しやすくするために、生薬からエキスを抽出し、それをあらかじめ一定の漢方処方にしたがって配合し、インスタントコーヒーのように顆粒状の剤にしたり、錠剤にしたり、カプセル剤にしたものである。患者を診て、その都度、個別に処方、調剤するものではない。したがって、患者を診察して、個々に配合するもの「漢方薬」と、抽出エキスをベースに製剤化した店舗販売業者の扱うことのできる「漢方処方製剤（漢方エキス製剤）」とは、必ずしも全く同じものではないともいえるのだ。

なお、中国の漢方医学書『本草綱目』には、十一万種類以上の処方が収載されているといわれるが、日本ではおよそ三千種類の漢方処方が使われてきた。そして、漢方処方製剤として承認されているものは、二百処方余にすぎないのである。

166

＜漢方処方製剤を販売する際の留意点＞

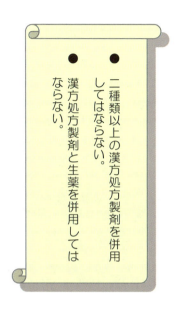

- 二種類以上の漢方処方製剤を併用してはならない。
- 漢方処方製剤と生薬を併用してはならない。

　生薬からエキスを抽出し、それを漢方処方に基づいて配合して製剤化したものは漢方処方製剤と呼ばれている。"漢方処方製剤は漢方薬と全く同じではない"といえども、やはり漢方医学の考え方に従って作られた医薬品である。したがって、薬剤師や登録販売者が漢方処方製剤を販売する際には、使用者が自分の「証（体質や症状）」を理解したうえで、適切な商品を選択できるように助言する必要がある。

　また、漢方処方製剤は、その処方自体があたかも1つの有効成分のように扱われているが、通常、複数の生薬から構成されている。したがって、2種類以上の漢方処方製剤を同時に服用すると、生薬の構成が乱れてしまい、処方が成り立たなくなるので、絶対に併用しないようにしてほしい。

2　一般用医薬品として用いられる漢方処方製剤

次のような漢方処方製剤が一般用医薬品として用いられている。

※50音順

漢方処方製剤	適　応
あんちゅうさん 安中散	［胃の不調］ 体力中等度以下で腹部筋肉が弛緩する傾向にあり、胃痛又は腹痛があって、ときに胸やけや、げっぷ、食欲不振、吐きけなどを伴うものの神経性胃炎、慢性胃炎、胃腸虚弱に適するとされる。構成生薬としてカンゾウを含む。
いんちんこうとう 茵蔯蒿湯	［皮膚の症状、口内炎］ 体力中等度以上で口渇があり、尿量少なく、便秘するものの蕁麻疹、口内炎、皮膚の痒みに適すとされるが、体の虚弱な人（体力の衰えている人、体の弱い人）、胃腸が弱く下痢しやすい人では、激しい腹痛を伴う下痢等の副作用が現れやすい等、不向きとされる。構成生薬としてダイオウを含む。
うんけいとう 温経湯	［女性に現れる特有な諸症状］ 体力中等度以下で、手足がほてり、唇が乾くものの月経不順、月経困難、こしけ（おりもの）、更年期障害、不眠、神経症、湿疹・皮膚炎、足腰の冷え、しもやけ、手あれに適すとされるが、胃腸の弱い人では、不向きとされる。構成生薬としてカンゾウを含む。

温清飲 うんせいいん	[女性に現れる特有な諸症状] 体力中等度で皮膚はかさかさして色つやが悪く、のぼせるものの月経不順、月経困難、血の道症、更年期障害、神経症、湿疹・皮膚炎に適すとされるが、胃腸が弱く下痢しやすい人では胃部不快感、下痢等の副作用が現れやすい等、不向きとされる。まれに重篤な副作用として、肝機能障害を生じることが知られている。
黄連解毒湯 おうれんげどくとう	[ほてりの症状] 体力中等度以上で、のぼせぎみで顔色赤く、いらいらして落ち着かない傾向のあるものの鼻出血、不眠症、神経症、胃炎、二日酔い、血の道症、めまい、動悸、更年期障害、湿疹・皮膚炎、皮膚のかゆみ、口内炎に適すとされるが、体の虚弱な人（体力の衰えている人、体の弱い人）では不向きとされる。
乙字湯 おつじとう	[痔の症状] 体力中等度以上で大便が硬く、便秘傾向のあるものの痔核（いぼ痔）、切れ痔、便秘、軽度の脱肛に適すとされるが、体の虚弱な人（体力の衰えている人、体の弱い人）、胃腸が弱く下痢しやすい人では、悪心・嘔吐、激しい腹痛を伴う下痢等の副作用が現れやすい等、不向きとされる。構成生薬としてカンゾウを含む。また、通常、ダイオウを含む。
葛根湯 かっこんとう	[かぜの諸症状] 体力中等度以上のものの感冒の初期（汗をかいていないもの）、鼻かぜ、鼻炎、頭痛、肩こり、筋肉痛、手や肩の痛みに適すとされるが、体の虚弱な人（体力の衰えている人、体の弱い人）、胃腸の弱い人、発汗傾向の著しい人では、悪心、胃部不快感等の副作用が現れやすい等、不向きとされる。構成生薬としてカンゾウ、マオウを含む。
葛根湯加川芎辛夷 かっこんとうかせんきゅうしんい	[鼻の症状] 比較的体力のあるものの鼻づまり、蓄膿症、慢性鼻炎に適すとされるが、体の虚弱な人（体力の衰えている人、体の弱い人）、胃腸が弱い人、発汗傾向の著しい人では、悪心、胃部不快感等の副作用が現れやすい等、不向きとされる。構成生薬としてカンゾウ、マオウを含む。
加味帰脾湯 かみきひとう	[精神不安・不眠] 体力中等度以下で、心身が疲れ、血色が悪く、ときに熱感を伴うものの貧血、不眠症、精神不安、神経症に適すとされる。構成生薬としてカンゾウを含む。
加味逍遙散 かみしょうようさん	[女性に現れる特有な諸症状] 体力中等度以下でのぼせ感があり、肩がこり、疲れやすく、精神不安やいらだちなどの精神神経症状、ときに便秘の傾向のあるものの冷え症、虚弱体質、月経不順、月経困難、更年期障害、血の道症、不眠症に適すとされるが、胃腸の弱い人では悪心（吐きけ）、嘔吐、胃部不快感、下痢等の副作用が現れやすい等、不向きとされる。構成生薬としてカンゾウを含む。
甘草湯 かんぞうとう	[咳・痰] 体力に関わらず広く応用でき、激しい咳、口内炎、しわがれ声に、外用では痔・脱肛の痛みに用いられる。構成生薬はカンゾウのみからなる。
桔梗湯 ききょうとう	[喉の痛み] 体力に関わらず広く応用できる。喉が腫れて痛み、ときに咳がでるものの扁桃炎、扁桃周囲炎に適すとされるが、胃腸が弱く下痢しやすい人では、食欲不振、胃部不快感等の副作用が現れやすい等、不向きとされる。構成生薬としてカンゾウを含む。

第 22 章　漢方処方製剤ってなんだ

芎帰膠艾湯 （きゅうききょうがいとう）	［痔の症状］ 体力中等度以下で冷え症で、出血傾向があり胃腸障害のないものの痔出血、貧血、月経異常・不正出血、皮下出血に適すとされるが、胃腸が弱く下痢しやすい人では、胃部不快感、腹痛、下痢等の副作用が現れやすい等、不向きとされる。構成生薬としてカンゾウを含む。
響声破笛丸 （きょうせいはてきがん）	［喉の痛み］ 体力に関わらず広く応用できる。しわがれ声、咽喉不快に適すとされるが、胃腸が弱く下痢しやすい人では、食欲不振、胃部不快感等の副作用が現れやすい等、不向きとされる。構成生薬としてカンゾウを含む。また、ダイオウを含む場合がある。
駆風解毒散 （くふうげどくさん） 駆風解毒湯 （くふうげどくとう）	［喉の痛み］ 体力に関わらず、喉が腫れて痛む扁桃炎、扁桃周囲炎に適すとされるが、体の虚弱な人（体力の衰えている人、体の弱い人）、胃腸が弱く下痢しやすい人では、食欲不振、胃部不快感等の副作用が現れやすい等、不向きとされる。構成生薬としてカンゾウを含む。
荊芥連翹湯 （けいがいれんぎょうとう）	［鼻の症状］ 体力中等度以上で皮膚の色が浅黒く、ときに手足の裏に脂汗をかきやすく腹壁が緊張しているものの蓄膿症、慢性鼻炎、慢性扁桃炎、にきびに適すとされるが、胃腸の弱い人では、胃部不快感等の副作用が現れやすい等、不向きとされる。構成生薬としてカンゾウを含む。
桂枝加芍薬湯 （けいしかしゃくやくとう）	［腸の不調］ 体力中等度以下で腹部膨満感のある人のしぶり腹、腹痛、下痢、便秘に適すとされる。構成生薬としてカンゾウを含む。
桂枝加朮附湯 （けいしかじゅつぶとう）	［鎮痛］ 体力虚弱で、汗が出、手足が冷えてこわばり、ときに尿量が少ないものの関節痛、神経痛に適すとされるが、動悸、のぼせ、ほてり等の副作用が現れやすい等の理由で、のぼせが強く赤ら顔で体力が充実している人には不向きとされる。構成生薬としてカンゾウを含む。
桂枝加竜骨牡蛎湯 （けいしかりゅうこつぼれいとう）	［精神不安・不眠、小児の疳］ 体力中等度以下で疲れやすく、興奮しやすいものの神経質、不眠症、小児夜なき、夜尿症、眼精疲労、神経症に適すとされる。構成生薬としてカンゾウを含む。
桂枝加苓朮附湯 （けいしかりょうじゅつぶとう）	［鎮痛］ 体力虚弱で、汗が出、手足が冷えてこわばり、ときに尿量が少ないものの関節痛、神経痛に適すとされるが、動悸、のぼせ、ほてり等の副作用が現れやすい等の理由で、のぼせが強く赤ら顔で体力が充実している人には不向きとされる。構成生薬としてカンゾウを含む。
桂枝湯 （けいしとう）	［かぜの諸症状］ 体力虚弱で、汗が出るもののかぜの初期に適すとされる。構成生薬としてカンゾウを含む。
桂枝茯苓丸 （けいしぶくりょうがん）	［女性に現れる特有な諸症状］ 比較的体力があり、ときに下腹部痛、肩こり、頭重、めまい、のぼせて足冷えなどを訴えるものの、月経不順、月経異常、月経痛、更年期障害、血の道症、肩こり、めまい、頭重、打ち身（打撲症）、しもやけ、しみ、湿疹・皮膚炎、にきびに適すとされるが、体の虚弱な人（体力の衰えている人、体の弱い人）では不向きとされる。

169

香蘇散 こうそさん	[かぜの諸症状] 体力虚弱で、神経過敏で気分がすぐれず胃腸の弱いもののかぜの初期、血の道症に適すとされる。構成生薬としてカンゾウを含む。
五虎湯 ごことう	[咳・痰] 体力中等度以上で、咳が強くでるものの咳、気管支喘息、気管支炎、小児喘息、感冒、痔の痛みに用いられるが、いずれも胃腸の弱い人、発汗傾向の著しい人等には不向きとされる。構成生薬としてカンゾウ、マオウを含む。
五積散 ごしゃくさん	[女性に現れる特有な諸症状] 体力中等度又はやや虚弱で冷えがあるものの胃腸炎、腰痛、神経痛、関節痛、月経痛、頭痛、更年期障害、感冒に適すとされるが、体の虚弱な人（体力の衰えている人、体の弱い人）、胃腸の弱い人、発汗傾向の著しい人では、不向きとされる。構成生薬としてカンゾウ、マオウを含む。
牛車腎気丸 ごしゃじんきがん	[泌尿器の症状] 体力中等度以下で、疲れやすくて、四肢が冷えやすく尿量減少し、むくみがあり、ときに口渇があるものの下肢痛、腰痛、しびれ、高齢者のかすみ目、痒み、排尿困難、頻尿、むくみ、高血圧に伴う随伴症状の改善（肩こり、頭重、耳鳴り）に適すとされるが、胃腸が弱く下痢しやすい人、のぼせが強く赤ら顔で体力の充実している人では、胃部不快感、腹痛、のぼせ、動悸等の副作用が現れやすい等、不向きとされる。
呉茱萸湯 ごしゅゆとう	[鎮痛] 体力中等度以下で手足が冷えて肩がこり、ときにみぞおちが膨満するものの頭痛、頭痛に伴う吐きけ・嘔吐、しゃっくりに適すとされる。
柴胡加竜骨牡蛎湯 さいこかりゅうこつぼれいとう	[精神不安・不眠、小児の疳] 体力中等度以上で、精神不安があって、動悸、不眠、便秘などを伴う高血圧の随伴症状（動悸、不安、不眠）、神経症、更年期神経症、小児夜なき、便秘に適すとされるが、体の虚弱な人（体力の衰えている人、体の弱い人）、胃腸が弱く下痢しやすい人、瀉下薬（下剤）を服用している人では、腹痛、激しい腹痛を伴う下痢の副作用が現れやすい等、不向きとされている。構成生薬としてダイオウを含む。
柴胡桂枝乾姜湯 さいこけいしかんきょうとう	[女性に現れる特有な諸症状] 体力中等度以下で、冷え症、貧血気味、神経過敏で、動悸、息切れ、ときにねあせ、頭部の発汗、口の渇きがあるものの更年期障害、血の道症、不眠症、神経症、動悸、息切れ、かぜの後期の症状、気管支炎に適すとされる。構成生薬としてカンゾウを含む。
柴胡桂枝湯 さいこけいしとう	[かぜの諸症状] 体力中等度又はやや虚弱で、多くは腹痛を伴い、ときに微熱・寒気・頭痛・吐きけなどのあるものの胃腸炎、かぜの中期から後期の症状に適すとされる。構成生薬としてカンゾウを含む。
柴朴湯 さいぼくとう	[咳・痰]　　別名：小柴胡合半夏厚朴湯 体力中等度で、気分がふさいで、咽喉、食道部に異物感があり、かぜをひきやすく、ときに動悸、めまい、嘔気などを伴うものの小児喘息、気管支喘息、気管支炎、咳、不安神経症に適すとされるが、むくみの症状のある人等には不向きとされる。また、上記症状における虚弱体質改善にも用いられる。構成生薬としてカンゾウを含む。

第22章　漢方処方製剤ってなんだ

三黄瀉心湯 （さんおうしゃしんとう）	[高血圧の随伴症状] 体力中等度以上で、のぼせ気味で顔面紅潮し、精神不安、みぞおちのつかえ、便秘傾向などのあるものの高血圧の随伴症状（のぼせ、肩こり、耳なり、頭重、不眠、不安）、鼻血、痔出血、便秘、更年期障害、血の道症に適すとされるが、体の虚弱な人（体力の衰えている人、体の弱い人）、胃腸が弱く下痢しやすい人、だらだら出血が長引いている人では、激しい腹痛を伴う下痢等の副作用が現れやすい等、不向きとされる。構成生薬としてダイオウを含む。
酸棗仁湯 （さんそうにんとう）	[精神不安・不眠] 体力中等度以下で、心身が疲れ、精神不安、不眠などがあるものの不眠症、神経症に適すとされるが、胃腸が弱い人、下痢又は下痢傾向のある人では、消化器系の副作用（悪心、食欲不振、胃部不快感等）が現れやすい等、不向きとされる。構成生薬としてカンゾウを含む。
紫雲膏 （しうんこう）	[外皮用] ひび、あかぎれ、しもやけ、うおのめ、あせも、ただれ、外傷、火傷、痔核による疼痛、肛門裂傷、湿疹・皮膚炎に適すとされるが、湿潤、ただれ、火傷又は外傷のひどい場合、傷口が化膿している場合、患部が広範囲の場合には不向きとされる。
七物降下湯 （しちもつこうかとう）	[高血圧の随伴症状] 体力中等度以下で、顔色が悪くて疲れやすく、胃腸障害のないものの高血圧に伴う随伴症状（のぼせ、肩こり、耳鳴り、頭重）に適すとされるが、胃腸が弱く下痢しやすい人では、胃部不快感等の副作用が現れやすい等、不向きとされる。
四物湯 （しもつとう）	[女性に現れる特有な諸症状] 体力虚弱で、冷え症で皮膚が乾燥、色つやの悪い体質で胃腸障害のないものの月経不順、月経異常、更年期障害、血の道症、冷え症、しもやけ、しみ、貧血、産後あるいは流産後の疲労回復に適すとされるが、体の虚弱な人（体力の衰えている人、体の弱い人）、胃腸の弱い人、下痢しやすい人では、胃部不快感、腹痛、下痢等の副作用が現れやすい等、不向きとされる。
芍薬甘草湯 （しゃくやくかんぞうとう）	[鎮痛] 体力に関わらず、筋肉の急激な痙攣を伴う痛みのあるもののこむらがえり、筋肉の痙攣、腹痛、腰痛に適すとされる。構成生薬としてカンゾウを含む。
十全大補湯 （じゅうぜんだいほとう）	[滋養強壮] 体力虚弱なものの病後・術後の体力低下、疲労倦怠、食欲不振、寝汗、手足の冷え、貧血に適すとされるが、胃腸の弱い人では、胃部不快感の副作用が現れやすい等、不向きとされる。構成生薬としてカンゾウを含む。
十味敗毒湯 （じゅうみはいどくとう）	[皮膚の症状] 体力中等度なものの皮膚疾患で、発赤があり、ときに化膿するものの化膿性皮膚疾患・急性皮膚疾患の初期、蕁麻疹、湿疹・皮膚炎、水虫に適すとされるが、体の虚弱な人（体力の衰えている人、体の弱い人）、胃腸が弱い人では不向きとされる。構成生薬としてカンゾウを含む。
小建中湯 （しょうけんちゅうとう）	[小児の疳] 体力虚弱で疲労しやすく腹痛があり、血色がすぐれず、ときに動悸、手足のほてり、冷え、ねあせ、鼻血、頻尿及び多尿などを伴うものの小児虚弱体質、疲労倦怠、慢性胃腸炎、腹痛、神経質、小児夜尿症、夜なきに適すとされる。構成生薬としてカンゾウを含む。

171

小柴胡湯 （しょうさいことう）	[かぜの諸症状] 体力中等度で、ときに脇腹（腹）からみぞおちあたりにかけて苦しく、食欲不振や口の苦味があり、舌に白苔がつくものの食欲不振、吐きけ、胃炎、胃痛、胃腸虚弱、疲労感、かぜの後期の諸症状に適すとされ、また、胃腸虚弱、胃炎のような消化器症状にも用いられるが、体の虚弱な人（体力の衰えている人、体の弱い人）には不向きとされる。構成生薬としてカンゾウを含む。
小青竜湯 （しょうせいりゅうとう）	[かぜの諸症状、鼻の症状] 体力中等度又はやや虚弱で、うすい水様の痰を伴う咳や鼻水が出るものの気管支炎、気管支喘息、鼻炎、アレルギー性鼻炎、むくみ、感冒、花粉症に適すとされるが、体の虚弱な人（体力の衰えている人、体の弱い人）、胃腸の弱い人、発汗傾向の著しい人では、悪心、胃部不快感等の副作用が現れやすい等、不向きとされる。構成生薬としてカンゾウ、マオウを含む。
消風散 （しょうふうさん）	[皮膚の症状] 体力中等度以上の人の皮膚疾患で、痒みが強くて分泌物が多く、ときに局所の熱感があるものの湿疹・皮膚炎、蕁麻疹、水虫、あせもに適すとされるが、体の虚弱な人（体力の衰えている人、体の弱い人）、胃腸が弱く下痢をしやすい人では、胃部不快感、腹痛等の副作用が現れやすい等、不向きとされる。構成生薬としてカンゾウを含む。
辛夷清肺湯 （しんいせいはいとう）	[鼻の症状] 体力中等度以上で、濃い鼻汁が出て、ときに熱感を伴うものの鼻づまり、慢性鼻炎、蓄膿症に適すとされるが、体の虚弱な人（体力の衰えている人、体の弱い人）、胃腸虚弱で冷え症の人では、胃部不快感等の副作用が現れやすいなど、不向きとされている。
神秘湯 （しんぴとう）	[咳・痰] 体力中等度あるいはそれ以上で、咳、喘鳴、息苦しさがあり、痰が少ないものの小児喘息、気管支喘息、気管支炎に用いられるが、いずれも胃腸の弱い人、発汗傾向の著しい人等には不向きとされる。構成生薬としてカンゾウ、マオウを含む。
清上防風湯 （せいじょうぼうふうとう）	[にきび] 体力中等度以上で、赤ら顔でときにのぼせがあるもののにきび、顔面・頭部の湿疹・皮膚炎、赤鼻（酒さ）に適すとされるが、胃腸の弱い人では食欲不振、胃部不快感の副作用が現れやすい等、不向きとされる。構成生薬としてカンゾウを含む。
疎経活血湯 （そけいかっけつとう）	[鎮痛] 体力中等度で痛みがあり、ときにしびれがあるものの関節痛、神経痛、腰痛、筋肉痛に適すとされるが、消化器系の副作用（食欲不振、胃部不快感等）が現れやすい等の理由で、胃腸が弱く下痢しやすい人には不向きとされる。構成生薬としてカンゾウを含む。
大黄甘草湯 （だいおうかんぞうとう）	[腸の不調] 体力に関わらず広く応用され、便秘、便秘に伴う頭重、のぼせ、湿疹・皮膚炎、ふきでもの（にきび）、食欲不振（食欲減退）、腹部膨満、腸内異常発酵、痔などの症状の緩和に適すとされるが、体の虚弱な人（体力の衰えている人、体の弱い人）、胃腸が弱く下痢しやすい人では、激しい腹痛を伴う下痢等の副作用が現れやすい等、不向きとされる。構成生薬としてカンゾウ、ダイオウを含む。

第 22 章　漢方処方製剤ってなんだ

大黄牡丹皮湯 （だいおうぼたんぴとう）	［腸の不調］ 体力中等度以上で、下腹部痛があって、便秘しがちなものの月経不順、月経困難、月経痛、便秘、痔疾に適すとされるが、体の虚弱な人（体力の衰えている人、体の弱い人）、胃腸が弱く下痢しやすい人では、激しい腹痛を伴う下痢等の副作用が現れやすい等、不向きとされる。構成生薬としてダイオウを含む。
大柴胡湯 （だいさいことう）	［肥満症］ 体力が充実して脇腹からみぞおちあたりにかけて苦しく、便秘の傾向があるものの胃炎、常習便秘、高血圧や肥満に伴う肩こり・頭痛・便秘、神経症、肥満症に適すとされるが、体の虚弱な人（体力の衰えている人、体の弱い人）、胃腸が弱く下痢しやすい人では、激しい腹痛を伴う下痢等の副作用が現れやすい等、不向きとされる。構成生薬としてダイオウを含む。
中黄膏 （ちゅうおうこう）	［外皮用］ 急性化膿性皮膚疾患（腫れ物）の初期、打ち身、捻挫に適すとされるが、湿潤、ただれ、火傷又は外傷のひどい場合、傷口が化膿している場合、患部が広範囲の場合には不向きとされる。
釣藤散 （ちょうとうさん）	［鎮痛］ 体力中等度で、慢性に経過する頭痛、めまい、肩こりなどがあるものの慢性頭痛、神経症、高血圧の傾向のあるものに適すとされるが、消化器系の副作用（食欲不振、胃部不快感等）が現れやすい等の理由で、胃腸虚弱で冷え症の人には不向きとされる。構成生薬としてカンゾウを含む。
猪苓湯 （ちょれいとう）	［泌尿器の症状］ 体力に関わらず、排尿異常があり、ときに口が渇くものの排尿困難、排尿痛、残尿感、頻尿、むくみに適すとされる。
桃核承気湯 （とうかくじょうきとう）	［女性に現れる特有な諸症状］ 体力中等度以上で、のぼせて便秘しがちなものの月経不順、月経困難症、月経痛、月経時や産後の精神不安、腰痛、便秘、高血圧の随伴症状（頭痛、めまい、肩こり）、痔疾、打撲症に適すとされるが、体の虚弱な人（体力の衰えている人、体の弱い人）、胃腸が弱く下痢しやすい人では、激しい腹痛を伴う下痢等の副作用が現れやすい等、不向きとされる。構成生薬としてカンゾウ、ダイオウを含む。
当帰飲子 （とうきいんし）	［皮膚の症状］ 体力中等度で冷え症で、皮膚が乾燥するものの湿疹・皮膚炎（分泌物の少ないもの）、痒みに適すとされるが、胃腸が弱く下痢をしやすい人では、胃部不快感、腹痛等の副作用が現れやすい等、不向きとされる。構成生薬としてカンゾウを含む。
当帰四逆加呉茱萸生姜湯 （とうきしぎゃくかごしゅゆしょうきょうとう）	［鎮痛］ 体力中等度以下で、手足の冷えを感じ、下肢の冷えが強く、下肢又は下腹部が痛くなりやすいものの冷え症、腰痛、下腹部痛、頭痛、しもやけ、下痢、月経痛に適すとされるが、胃腸の弱い人には不向きとされる。構成生薬としてカンゾウを含む。
当帰芍薬散 （とうきしゃくやくさん）	［女性に現れる特有な諸症状］ 体力虚弱で、冷え症で貧血の傾向があり疲労しやすく、ときに下腹部痛、頭重、めまい、肩こり、耳鳴り、動悸などを訴えるものの月経不順、月経異常、月経痛、更年期障害、産前産後あるいは流産による障害（貧血、疲労倦怠、めまい、むくみ）、めまい・立ちくらみ、頭重、肩こり、腰痛、足腰の冷え症、しもやけ、むくみ、しみ、耳鳴り、低血圧に適すとされるが、胃腸の弱い人では、胃部不快感等の副作用が現れやすい等、不向きとされる。

173

人参湯 にんじんとう	[胃の不調]　　別名：理中丸 （りちゅうがん） 体力虚弱で、疲れやすくて手足などが冷えやすいものの胃腸虚弱、下痢、嘔吐、胃痛、腹痛、急・慢性胃炎に適すとされる。構成生薬としてカンゾウを含む。
麦門冬湯 ばくもんどうとう	[かぜの諸症状、咳・痰] 体力中等度以下で、痰が切れにくく、ときに強く咳こみ、又は咽頭の乾燥感があるもののから咳、気管支炎、気管支喘息、咽頭炎、しわがれ声に適すとされるが、水様痰の多い人には不向きとされる。構成生薬としてカンゾウを含む。
八味地黄丸 はちみじおうがん	[泌尿器の症状] 体力中等度以下で、疲れやすくて、四肢が冷えやすく、尿量減少又は多尿でときに口渇があるものの下肢痛、腰痛、しびれ、高齢者のかすみ目、痒み、排尿困難、夜間尿、頻尿、むくみ、高血圧に伴う随伴症状の改善（肩こり、頭重、耳鳴り）、尿漏れに適すとされるが、胃腸の弱い人、下痢しやすい人では、食欲不振、胃部不快感、腹痛、下痢の副作用が現れるおそれがあるため使用を避ける必要があり、また、のぼせが強く赤ら顔で体力の充実している人では、のぼせ、動悸等の副作用が現れやすい等、不向きとされる。
半夏厚朴湯 はんげこうぼくとう	[かぜの諸症状、咳・痰] 体力中等度をめやすとして、幅広く応用できる。気分がふさいで、咽喉・食道部に異物感があり、ときに動悸、めまい、嘔気などを伴う不安神経症、神経性胃炎、つわり、咳、しわがれ声、のどのつかえ感に適すとされる。
白虎加人参湯 びゃっこかにんじんとう	体力中等度以上で、熱感と口渇が強いものの喉の渇き、ほてり、湿疹・皮膚炎、皮膚のかゆみに適すとされるが、体の虚弱な人（体力の衰えている人、体の弱い人）、胃腸虚弱で冷え症の人では、食欲不振、胃部不快感等の副作用が現れやすい等、不向きとされる。構成生薬としてカンゾウを含む。
平胃散 へいいさん	[胃の不調] 体力中等度以上で、胃がもたれて消化が悪く、ときに吐きけ、食後に腹が鳴って下痢の傾向のある人における食べすぎによる胃のもたれ、急・慢性胃炎、消化不良、食欲不振に適すとされる。構成生薬としてカンゾウを含む。
防已黄耆湯 ぼういおうぎとう	[肥満症] 体力中等度以下で、疲れやすく、汗のかきやすい傾向があるものの肥満に伴う関節痛、むくみ、多汗症、肥満（筋肉にしまりのない、いわゆる水ぶとり）に適すとされる。構成生薬としてカンゾウを含む。
防風通聖散 ぼうふうつうしょうさん	[肥満症] 体力充実して、腹部に皮下脂肪が多く、便秘がちなものの高血圧や肥満に伴う動悸・肩こり・のぼせ・むくみ・便秘、蓄膿症、湿疹・皮膚炎、ふきでもの、肥満症に適すとされるが、体の虚弱な人（体力の衰えている人、体の弱い人）、胃腸が弱く下痢しやすい人、発汗傾向の著しい人では、激しい腹痛を伴う下痢等の副作用が現れやすい等、不向きとされる。構成生薬としてカンゾウ、マオウ、ダイオウを含む。
補中益気湯 ほちゅうえっきとう	[滋養強壮] 体力虚弱で元気がなく、胃腸の働きが衰えて、疲れやすいものの虚弱体質、疲労倦怠、病後・術後の衰弱、食欲不振、寝汗、感冒に適すとされる。構成生薬としてカンゾウを含む。

第 22 章　漢方処方製剤ってなんだ

麻黄湯 （まおうとう）	[かぜの諸症状] 体力充実して、かぜのひきはじめで、寒気がして発熱、頭痛があり、咳が出て身体のふしぶしが痛く汗が出ていないものの感冒、鼻かぜ、気管支炎、鼻づまりに適すとされるが、胃腸の弱い人、発汗傾向の著しい人では、悪心、胃部不快感、発汗過多、全身脱力感等の副作用が現れやすい等、不向きとされる。構成生薬としてカンゾウ、マオウを含む。
麻杏甘石湯 （まきょうかんせきとう）	[咳・痰] 体力中等度あるいはそれ以上で、咳が出て、ときにのどが渇くものの咳、小児喘息、気管支喘息、気管支炎、感冒、痔の痛みに用いられるが、いずれも胃腸の弱い人、発汗傾向の著しい人等には不向きとされる。構成生薬としてカンゾウ、マオウを含む。
麻杏薏甘湯 （まきょうよくかんとう）	[鎮痛] 体力中等度で、関節痛、神経痛、筋肉痛、いぼ、手足のあれ（手足の湿疹・皮膚炎）に適すとされるが、悪心・嘔吐、胃部不快感等の副作用が現れやすい等の理由で、体の虚弱な人（体力の衰えている人、体の弱い人）、胃腸の弱い人、発汗傾向の著しい人には不向きとされる。構成生薬としてカンゾウ、マオウを含む。
麻子仁丸 （ましにんがん）	[腸の不調] 体力中等度以下で、ときに便が硬く塊状なものの便秘、便秘に伴う頭重、のぼせ、湿疹・皮膚炎、ふきでもの（にきび）、食欲不振（食欲減退）、腹部膨満、腸内異常醗酵、痔の緩和に適すとされるが、胃腸が弱く下痢しやすい人では、激しい腹痛を伴う下痢等の副作用が現れやすい等、不向きとされる。構成生薬としてダイオウを含む。
薏苡仁湯 （よくいにんとう）	[鎮痛] 体力中等度なものの関節や筋肉のはれや痛みがあるものの関節痛、筋肉痛、神経痛に適すとされるが、悪心・嘔吐、胃部不快感等の副作用が現れやすい等の理由で、体の虚弱な人（体力の衰えている人、体の弱い人）、胃腸の弱い人、発汗傾向の著しい人には不向きとされる。構成生薬としてカンゾウ、マオウを含む。
抑肝散 （よくかんさん）	[精神不安・不眠、小児の疳] 体力中等度をめやすとして幅広く用いることができる。神経がたかぶり、怒りやすい、イライラなどがあるものの神経症、不眠症、小児夜なき、小児疳症、歯ぎしり、更年期障害、血の道症に適すとされる。構成生薬としてカンゾウを含む。
抑肝散加陳皮半夏 （よくかんさんかちんぴはんげ）	[精神不安・不眠、小児の疳] 体力中等度をめやすとしてやや消化器が弱いものに幅広く用いることができる。神経がたかぶり、怒りやすい、イライラなどがあるものの神経症、不眠症、小児夜なき、小児疳症、更年期障害、血の道症、歯ぎしりに適すとされる。構成生薬としてカンゾウを含む。
六君子湯 （りっくんしとう）	[胃の不調] 体力中等度以下で、胃腸が弱く、食欲がなく、みぞおちがつかえて疲れやすく、貧血性で手足が冷えやすいものの胃炎、胃腸虚弱、胃下垂、消化不良、食欲不振、胃痛、嘔吐に適すとされる。構成生薬としてカンゾウを含む。
竜胆瀉肝湯 （りょうたんしゃかんとう）	[泌尿器の症状] 体力中等度以上で、下腹部に熱感や痛みがあるものの排尿痛、残尿感、尿の濁り、こしけ（おりもの）、頻尿に適すとされるが、胃腸が弱く下痢しやすい人では、胃部不快感、下痢等の副作用が現れやすい等、不向きとされる。構成生薬としてカンゾウを含む。

苓桂朮甘湯 りょうけいじゅつかんとう	[動悸・息切れ] 体力中等度以下で、めまい、ふらつきがあり、ときにのぼせや動悸があるものの立ちくらみ、めまい、頭痛、耳鳴り、動悸、息切れ、神経症、神経過敏に適すとされる。構成生薬としてカンゾウを含む。
六味丸 ろくみがん	[泌尿器の症状] 体力中等度以下で、疲れやすくて尿量減少又は多尿で、ときに手足のほてり、口渇があるものの排尿困難、残尿感、頻尿、むくみ、痒み、夜尿症、しびれに適すとされるが、胃腸が弱く下痢しやすい人では、胃部不快感、腹痛、下痢等の副作用が現れやすい等、不向きとされる。

<カンゾウに関する一般的な注意事項>

● カンゾウを大量に摂取するとグリチルリチン酸の大量摂取につながり、偽アルドステロン症を生じる。

● むくみ、心臓病、腎臓病、高血圧のある人、高齢者は、偽アルドステロン症を生じるリスクが高いため、1日最大服用量がカンゾウ（原生薬換算）として1g以上の製品については、使用する前に医師、薬剤師等に相談する。

● どのような人でも、1日最大服用量がカンゾウ（原生薬換算）として1g以上となる製品は、長期連用してはいけない。

● カンゾウは、甘味料として一般食品にも広く用いられているため、グリチルリチン酸の総摂取量に注意する。

<マオウに関する一般的な注意事項>

● 交感神経系への刺激作用により、心臓血管系や肝臓でのエネルギー代謝にも影響する。

● 心臓病、高血圧、糖尿病、甲状腺機能障害の診断を受けた人は、その症状が悪化するため、使用する前に医師、薬剤師等に相談する。

● 高齢者は、一般的に心悸亢進、血圧上昇、血糖値上昇を招きやすいため、使用する前に使用する前に医師、薬剤師等に相談する。

● 中枢神経系に対する作用が強く、依存性がある。

<ダイオウに関する一般的な注意事項>

● ダイオウに含まれるセンノシドが腸内細菌により分解され、その分解生成物が大腸を刺激して瀉下作用を示す。

● ダイオウには、センノシド（瀉下成分）の他、タンニン酸（止瀉成分）が含まれており、大量に摂取した場合、逆に止瀉作用が現れることがある

● ダイオウを含む漢方処方製剤が瀉下を目的としない場合、その瀉下作用は副作用となる。

● ダイオウを含む漢方処方製剤は、激しい腹痛を伴う下痢等の副作用が現れるため、瀉下薬との併用に注意する。

● ダイオウを含む瀉下薬の場合、妊婦等は、腸の急激な動きに刺激されて流産・早産を誘発するため、使用する前に医師、薬剤師等に相談する。

● 一部が乳汁中に移行し、乳児に下痢を起こすため、授乳婦に使用してはならず、使用する場合には授乳してはいけない。

索　引

＜あ行＞

亜鉛　124
アクリノール　143
アシドフィルス菌　155
アスコルビン酸　132
アスコルビン酸カルシウム　132
アスコルビン酸ナトリウム　132
アスパラギン酸カリウム　127
アスパラギン酸ナトリウム　127
アスパラギン酸マグネシウム　127
アスピリン　47, 51
アズレンスルホン酸ナトリウム　100
アセチルコリン　12, 20
アセチルコリン受容体　22
アセトアミノフェン　48
アゼラスチン　38
アドレナリン　11
アドレナリン作動成分　13
アドレナリン受容体　16
アミノエチルスルホン酸　139
アミノ安息香酸エチル　31
アモロルフィン塩酸塩　147
アリルイソプロピルアセチル尿素　65
アルジオキサ　100
アルドステロン　12
アルミニウム　123
安息香酸ナトリウムカフェイン　65
アンドロゲン　12
イオウ　126
イソチペンジル塩酸塩　38
イソプロパノール　144
イソプロピルアンチピリン　48
イソプロピルメチルフェノール　144
胃の痛み　25
イノシトールヘキサニコチネート　80
イプシロン-アミノカプロン酸　60
イブプロフェン　48
インスリン　12

インドメタシン　48
陰陽　166
ウェルシュ菌　153, 154
ウフェナマート　50
ウルソデオキシコール酸　99
ウンデシレン酸　147
ウンデシレン酸亜鉛　147
運動神経　15
エコナゾール硝酸塩　147
エストラジオール　116
エストラジオール安息香酸エステル　116
エストリオール　116
エストロゲン　113, 114, 115
エストロゲン受容体　115
エストロン　116
エタノール　144
エチニルエストラジオール　116
エチルシステイン塩酸塩　73
エテンザミド　47
エフェドリン塩酸塩　17
エメダスチン　38
エルゴカルシフェロール　130
塩化カリウム　120
塩化カルシウム　122
塩化ナトリウム　119
オイゲノール　144
オキシコナゾール硝酸塩　147
オキシドール　143
オキシフェンサイクリミン塩酸塩　23
オキセサゼイン　31
オルトジクロロベンゼン　150

＜か行＞

咳嗽中枢　69, 70
回虫　149
カイニン酸　148

177

カイロミクロン　83
下気道　69
過酸化水素水　143
カサントラノール　110
カフェイン　65
カプサイシン　110
可溶性含糖酸化鉄　124
カリウム　120
カルシウム　122
カルバゾクロム　92
カルビノキサミンマレイン酸塩　37
カルプロニウム塩化物　25
カルボキシメチルセルロースカルシウム
　　107
カルボキシメチルセルロースナトリウム
　　107
カルボシステイン　73
カルメロースカルシウム　107
カルメロースナトリウム　107
乾燥水酸化アルミニウムゲル　123
カンフル　110
漢方処方製剤　167
漢方薬　165
肝油　130
偽アルドステロン症　58
気管支拡張成分　70
気血水　166
気道　69
忌避作用　151
キャベジン　139
凝血　89
凝固血栓　90
強心　74
蟯虫　149
虚実　166
グアイフェネシン　73
グアヤコールスルホン酸カリウム　73
クエン酸カフェイン　65
クエン酸カルシウム　122
クエン酸鉄アンモニウム　124
くしゃみ　24, 41

駆虫　148
グリセリン　107
グリチルリチン酸　60
グリチルリチン酸二カリウム　60
グリチルリチン酸ナトリウム　60
グリチルリチン酸モノアンモニウム　60
グリチルレチン酸　60
グルカゴン　12
グルココルチコイド　53
グルコン酸カルシウム　122
クレゾールスルホン酸カリウム　73
クレゾール石鹸液　144
クレマスチンフマル酸塩　37
クロタミトン　110
クロトリマゾール　147
クロペラスチンフェンジゾ酸塩　72
クロペラスチン塩酸塩　72
クロモグリク酸ナトリウム　40
クロラムフェニコール　145
クロルピリホスメチル　27, 150
クロルフェニラミンマレイン酸塩　37
クロルヘキシジングルコン酸塩　143
クロルヘキシジン塩酸塩　144
ケイ酸アルミニウム　123
ケイ酸マグネシウム　121
結核菌　146
月経　114
ケトチフェン　38
ケトプロフェン　48
解熱　49
ゲファルナート　100
元素　118
抗アレルギー成分　39
交感神経系　13, 14
抗菌　142
抗コリン成分　20
鉱質コルチコイド　53, 58, 82
甲状腺ホルモン　12
合成ヒドロタルサイト　123
酵素　95
高比重リポタンパク質　83

178

コエンザイム Q10　77
ゴオウ　77, 78
コカイン　32
五臓　166
コデインリン酸塩　72
コバルト　125
コリンエステラーゼ　26
コリンエステラーゼ抑制成分　26
コリン作動成分　25
コレカルシフェロール　130
コレステロール　81
コンドロイチン硫酸ナトリウム　107

<さ行>

細菌　146
細胞間伝達物質　34
サザピリン　47
殺菌　142
殺虫　149
サラシ粉　144
サリチルアミド　47
サリチル酸グリコール　48
サリチル酸メチル　48
酸化亜鉛　103, 124
酸化マグネシウム　121
サントニン　148
次亜塩素酸ナトリウム　144
ジアスターゼ　96, 97
シアノコバラミン　138
ジオクチルソジウムスルホサクシネート
　107
歯科用フェノールカンフル　144
軸索　30, 63, 71
シクロピロクスオラミン　147
ジクロフェナクナトリウム　48
ジクロルイソシアヌル酸ナトリウム　144
ジクロルボス　27, 150
ジサイクロミン塩酸塩　23
次硝酸ビスマス　103
システイン　127

システイン塩酸塩　127
ジセチアミン塩酸塩　133
自動性　75
ジヒドロキシアルミニウム　123
ジヒドロコデインリン酸塩　72
ジフェニドール塩酸塩　66
ジフェニルイミダゾール　38
ジフェニルピラリンテオクル酸塩　38
ジフェニルピラリン塩酸塩　38
ジフェンヒドラミン　37
ジフェンヒドラミン塩酸塩　38
ジフェンヒドラミンサリチル酸塩　38
ジフェンヒドラミンテオクル酸塩　38
ジブカイン塩酸塩　31
ジフルベンズロン　150
ジプロフィリン　66
ジベンゾイルチアミン　133
ジメモルファンリン酸塩　72
ジメンヒドリナート　38
次没食子酸ビスマス　103
ジャコウ　77, 78
終末　30, 63, 71
収斂　102
樹状突起　30, 63, 71
証　165
上気道　69
消毒　142
植物ステロール　85, 86
女性ホルモン　113
自律神経系　13, 15
心筋　75, 76
真菌　146
神経細胞　30, 63, 71
神経伝達物質　11, 12
心臓　75
浸透圧　106, 119
蕁麻疹　42
水酸化アルミニウムゲル　123
水酸化マグネシウム　121
スクラルファート　100
スコポラミン臭化水素酸塩水和物　23

ステロイド　53, 59
水溶性アズレン　100
スルコナゾール硝酸塩　147
スルファジアジン　145
スルファメトキサゾール　145
スルファメトキサゾールナトリウム　145
スルフイソキサゾール　145
スルホニウムクロライド　100
咳　41, 69
セチルピリジニウム塩化物　143
節後神経細胞　15, 22
節前神経細胞　15, 22
セトラキサート塩酸塩　100
セミアルカリプロティナーゼ　98
セルラーゼ　97
セルロース　107
セロトニン　12
センソ　77, 78
悪玉コレステロール　84
善玉コレステロール　84
センノシド　110
腺病質　122
線毛運動　69
ソイステロール　87
ソファルコン　100
ソルビトール　107

＜た行＞

ダイアジノン　27, 150
大豆油不鹸化物　87
体性神経系　15
タウリン　139
タカヂアスターゼ　97
酪酸菌　155
脱皮阻害作用　151
炭酸カルシウム　122
炭酸水素ナトリウム　119
炭酸マグネシウム　121
胆汁　99
胆汁末　99

男性ホルモン　53
タンニン酸　103
タンニン酸アルブミン　103
タンニン酸ベルベリン　145
チアミンジスルフィド　133
チアミン塩化物塩酸塩　133
チアミン硝化物　133
チオコナゾール　147
知覚神経　15
チキジウム臭化物　23
血の道症　115
チペピジンクエン酸塩　72
チペピジンヒベンズ酸塩　72
チモール　144
中枢性鎮咳成分　70
腸肝循環　83
腸内細菌叢　153, 155
沈降炭酸カルシウム　122
鎮静　62
ディート　150
低比重リポタンパク質　83
テーカイン　31
デカリニウム塩化物　143
デキサメタゾン　55
デキストロメトルファンフェノールフタ
　リン塩　72
デキストロメトルファン臭化水素酸塩
　72
テシットデシチン　31
鉄　124
テトラヒドロゾリン塩酸塩　18
デヒドロコール酸　99
テプレノン　100
テルビナフィン塩酸塩　147
天然ケイ酸アルミニウム　123
銅　124
銅クロロフィリンカリウム　100
銅クロロフィリンナトリウム　100
糖質コルチコイド　12, 53, 54, 57, 82
糖質コルチコイド受容体　56
ドーパミン　12

特殊心筋　75, 76
トコフェロール　131
トコフェロールコハク酸エステル　131
トコフェロールコハク酸エステルカルシ
　ウム　131
トコフェロール酢酸エステル　131
トラネキサム酸　60
トリクロルイソシアヌル酸　144
トリクロルホン　27, 150
トリプロリジン塩酸塩　38
トリメトキノール塩酸塩　18, 72
トロキシピド　100
トロンビン　90, 91

＜な・は・ま行＞

ナイアシン　135
ナトリウム　110
ナトリウム　119
ナファゾリン塩酸塩　18
ナファゾリン硝酸塩　18
ニコチン　135
ニコチン酸　135
ニコチン酸アミド　135
ニコチン酸ベンジルエステル　110, 135
ニトロセルロース　103
乳酸カルシウム　122
乳酸菌　153, 154, 155
ニューラーゼ　97
尿素　107
ネオスチグミンメチル硫酸塩　27
ネチコナゾール塩酸塩　147
ノスカピン　72
ノスカピン塩酸塩　72
ノニル酸ワニリルアミド　110
ノルアドレナリン　11, 12
白色ワセリン　107
白癬菌　147
バシトラシン　145
ハッカ油　110
発痛　46

発熱　45
鼻水　25
パモ酸ピルビニウム　148
パンテチン　87
パンテノール　136
パントテン酸　136
パントテン酸カルシウム　136
鼻炎　41
ビオヂアスターゼ　97
ビオチン　137
ピコスルファート　110
ビサコジル　110
ビスイブチアミン　133
ヒスタミン受容体　35
ビスチアミン硝酸塩　133
ビスベンチアミン　133
ビタミン　129
ビタミンA　130
ビタミンA油　130
ビタミンB1　133
ビタミンB2　134
ビタミンB6　137
ビタミンB12　138
ビタミンC　132
ビタミンD　130
ビタミンE　131
ビタミンK1　92, 132
ビタミンK依存性凝固因子　92, 93
ビタミン様物質　139
ヒドロキシナフトエ酸アルミニウム　123
ヒドロキシプロピルメチル　107
ヒドロキソコバラミン塩酸塩　138
ヒドロコルチゾン　55
ヒドロコルチゾン酢酸エステル　55
ヒドロコルチゾン酪酸エステル　55
ビフィズス菌　155
ピペラジンリン酸塩　148
ビホナゾール　147
ヒマシ油　110
肥満細胞　40
ピリドキサールリン酸エステル　137

181

ピリドキシン塩酸塩 137
ピリプロキシフェン 150
ピロールニトリン 147
ピロキシカム 48
ピロキシリン 103
フィトナジオン 92,132
フィブリノーゲン 90
フィブリン 90
フェニトロチオン 17,150
フェニレフリン塩酸塩 18
フェノール 144
フェノトリン 150
フェルビナク 48
フェンチオン 150
フェンチオン 27
副交感神経系 13,14
副腎アンドロゲン 53,82
副腎皮質ホルモン 53,55
プソイドエフェドリン塩酸塩 18
フタルスリン 150
ブチルスコポラミン臭化物 23
ブテナフィン塩酸塩 147
ブフェキサマク 50
フマル酸第一鉄 124
プラノプロフェン 60
フラビンアデニンジヌクレオチドナトリ
　ウム 134
フルスルチアミン塩酸塩 133
プレドニゾロン吉草酸エステル酢酸エス
　テル 55
プレドニゾロン酢酸エステル 55
プロカイン塩酸塩 31
プロゲステロン 113,114
プロザイム 97
プロスタグランジン 45,47
プロテアーゼ 96
プロペタンホス 27,150
プロポクスル 27,150
ブロムヘキシン塩酸塩 73
プロメタジンテオクル酸塩 38
ブロメライン 97,98

ブロモバレリル尿素 65
ヘパリン類似物質 91,92
ヘプロニカート 80
ベラドンナ総アルカロイド 23
ベルベリン塩化物 145
ベルベリン硫酸塩 60
ペルメトリン 150
ベンザルコニウム塩化物 143
ベンゼトニウム塩化物 143
ベンフォチアミン 133
ホウ酸 145
ポビドンヨード 144
ホモスルファミン 145
ポリアルキルポリアミノエチルグリシン
塩酸塩 144
ポリエチレンスルホン酸ナトリウム 92
ポリエンホスファチジルコリン 87
ポリオキシエチレンアルキルフェニルエ
　ーテル 144
ポリビニルアルコール 107
ホルモン 12,112
ボレイ 122
翻訳後修飾 93
マーキュロクロム 143
マグネシウム 121
末梢性鎮咳成分 70
マンガン 125
ミコナゾール硝酸塩 147
ミネラル 117
ミネラルコルチコイド 53
無水カフェイン 65
メキタジン 37
メクリジン塩酸塩 38
メタケイ酸アルミン酸マグネシウム 123
メチルエフェドリン塩酸塩 17,72
メチルエフェドリンサッカリン塩 17,72
メチルオクタトロピン臭化物 23
メチルシステイン塩酸塩 73
メチルベナクチジウム臭化物 23
メチルメチオニン 100
メチルメチオニンスルホニウムクロライ

ド　139
滅菌　142
メトカルバモール　66
メトキサジアゾン　27, 150
メトキシフェナミン塩酸塩　18, 72
メトプレン　150
メントール　110
木クレオソート　144
モノアセテート　123

＜や・ら・わ行＞

ユーカリ油　110
ユビデカレノン　77
蛹化阻害作用　151
葉酸　138
溶性ピロリン酸第二鉄　124
ヨウ化イソプロパミド　23
ヨウ化カリウム　144
ヨウ素　144
ラクトミン　155
卵黄油　103
苓桂朮甘湯　79
リゾチーム塩酸塩　97
利胆　98
リドカイン　31
リドカイン塩酸塩　31
リノール酸　87
リパーゼ　96, 97
リポタンパク質　83
リボフラビン　134
リボフラビン酪酸エステル　134
リボフラビンリン酸エステルナトリウム
　134
硫酸亜鉛水和物　103, 124
硫酸アルミニウムカリウム　103
硫酸コバルト　125
硫酸銅　124
硫酸ナトリウム　119
硫酸フラジオマイシン　145
硫酸マグネシウム　121

硫酸マンガン　125
リン酸水素カルシウム　122
リン酸水素ナトリウム　119
リン酸二水素カリウム　120
レゾルシン　144
レチノール酢酸エステル　130
レチノールパルミチン酸エステル　130
ロクジョウ　77, 78

＜アルファベット＞

COX 阻害作用　44
DSS　107
HDL　83
LDL　83

よくわかる一般用医薬品　第2版

平成 20（2008）年 11 月 28 日　初版発行
平成 30（2018）年　9 月 28 日　第 2 版発行

編著者	株式会社ドーモ
	東京都千代田区永田町 2- 9-6　電話 03-5510-7923
発　行	株式会社薬事日報社
	東京都千代田区神田和泉町 1 番地　電話 03-3862-2141
印　刷	昭和情報プロセス株式会社
表紙デザイン	オセロ株式会社

ISBN978-4-8408-1473-7